U0339032

打开黑箱

——通过36部经典电影解密脑科学

◎王欣/著

湖南科学技术出版社

序
Preface

　　这个世界非常有趣，其中最有趣的就是人类拥有的大脑。探索大脑的奥秘是人类的不懈追求，然而，要用通俗易懂的语言讲述脑科学研究的成果是件困难的事。我非常欣喜地看到，王欣女士用 36 部经典电影作为切入点，将脑科学的知识讲得绘声绘色，令人兴趣盎然。相信读完这本书的读者会对大脑有一个崭新的认识，并且受到启迪，更好地使用自己的大脑。

　　我是在武汉科学家科普团的交流会上认识王欣女士的，她对于科普创作的热忱令我印象深刻。她从来不愿意简单重复地讲授知识，而是把严谨的知识、新颖的创意、内心的情感、浓厚的人文精神融入到科普书籍的创作之中。在这本《打开黑箱——通过 36 部经典电影解密脑科学》中，亦体现出她清新独特的文风和广博的知识底蕴。

　　这本书以科幻电影或剧情电影为切入点，向读者介绍了脑的基本功能、脑的相关疾病、脑的潜能开发这三大部分的内容。其中穿插有脑科学的研究历史、真实的病例以及很多和脑科学相关的趣闻。值得一提的是，书中贯穿了不少医学、心理学知识，从各个角度对章节中的具体知识点进行解读。书的内容详尽、讲述生动，不仅能培养广大读者的科学素质和人文素质，也能够作为大中小学老师教学中的参考。

新时代的背景下，科普书籍的功能不是单纯地讲授科学知识，更应该让读者享受阅读的快乐，增进身心的健康。书中所涉及的知识，都是和我们的日常生活息息相关的，从脑科学的角度出发对事业、爱情、疾病、人生意义的探讨，令人耳目一新，也增添了不少生活的正能量。书中所选取的经典电影，堪称艺术佳作，有兴趣的读者不妨通过这些影片获得更多的感悟。

王欣女士在华中师范大学讲授生理学、神经生物学等课程，从事听中枢相关的科研工作近20年，这些都为她的科普创作打下了扎实的基础。在紧张的教学、科研工作之余，她致力于科学传播事业，迄今为止已经出版科普作品5种，深受读者欢迎。作为她的好友和科普团战友，我很高兴为本书作序，也希望她在科普的道路上走得更远。

中国地质大学图书馆馆长
中国地质大学逸夫博物馆馆长

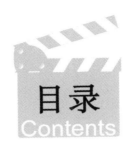

目录
Contents

第 2 辑
大脑究竟怎么了

第 **3** 辑
我和未来有个约会

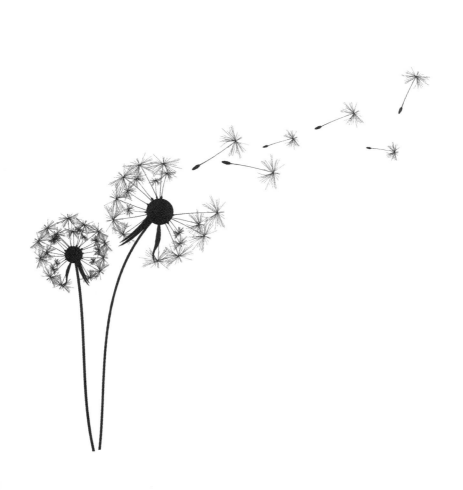

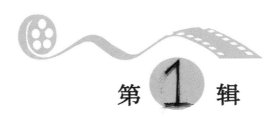

第 1 辑

你拥有的无价之宝

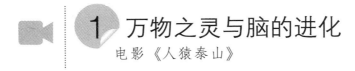

1 万物之灵与脑的进化
电影《人猿泰山》

　　《人猿泰山》改编自美国作家巴勒斯的小说系列。一对白人夫妇带着幼子到非洲殖民地赴任，途中遭遇海难，他们划着救生艇来到非洲的原始森林，在树上筑屋暂住。有一天，凶残的花豹害死了夫妇俩，眼看就要吃掉襁褓中的婴儿，母猩猩卡娜救了婴儿，并且把他当作自己的孩子抚养，起名泰山。

　　泰山从小被家庭中的猩猩伙伴们嘲笑为丑八怪，为了获得大家的认同，他不懈地努力学习猩猩的一举一动，勇敢地去做大家不敢做的事情。长大后的泰山身手矫健，攀着树藤来去自如，他用智慧战胜了花豹，打败了狮子，成为真正的丛林之王……

　　故事是虚构的，它在屏幕上经久不衰，满足着人类的好奇心和虚荣心：我们是最优秀的物种，我们比动物强，即使我们因为偶然原因和动物站在一条起跑线上，我们也会脱颖而出，成为万物之灵！

　　人类这个"万物之灵"，到底灵在哪里呢？当然是头脑灵活，比任何动物都聪明。如果泰山只有一身蛮力，不会使用武器，他不可能战胜比自己更强壮的野兽。泰山虽然在猩猩群中长大，但拥有人类的情感，包括对同伴的恻隐之心，这也是我们喜欢泰山的原因。

人和普通的动物不一样，根本差别在于大脑，在解密人类大脑之前，我们先来了解一下大脑所归属的神经系统。神经系统，是对机体起主导作用的功能调节系统。神经系统的进化程度，是将动物从低等到高等排序的重要依据。这不仅符合考古学对各类动物出现年代的推算（越高等的动物出现越晚），也大致符合食物链上从低位到高位的顺序（越高等的动物越占据生存优势）。

原始的单细胞动物（如变形虫）和低等的多细胞动物（如海绵）没有神经系统，它们只能够被动地适应环境，环境适合就生长繁殖，环境不适合就死亡。到了腔肠动物（如水螅）才出现神经网，这是最简单的神经系统，由神经元彼此之间构成疏松的网状，它增强了水螅捕食和躲避伤害的能力。

到了环节动物（如蚯蚓），神经元开始集中，形成了神经节，并组成了神经链。神经链的产生使蚯蚓有更敏锐的触觉和运动能力。蚯蚓可以根据树叶的形状采取不同的方式来拖拉，对窄树叶会抓其柄部，对宽树叶则抓其尖端，这样比较容易把树叶拖入洞中。

到了以螃蟹、蜜蜂和蚂蚁为代表的节肢动物，神经链进一步集中，形成了三个神经节：脑神经节、足神经节和腹神经节。其中脑神经节特别大，已经有能力"领导"全身的行为了。螃蟹张牙舞爪，蜜蜂可以筑巢，蚂蚁可以背起比自己重 50～60 倍的食物，这些动物动作灵活、具有复杂的本能，甚至构成了小型的"社会"。

五亿年前的地球是上述低等动物的天下。五亿年前的奥陶纪以后出现了高等动物。脊索动物文昌鱼首先分化出神经管，这是最原始的中枢神经系统，中枢神经系统的出现具有划时代的意义，此前出现的所有动物被统称为无脊椎动物（即低等动物），此后出现的所有动物被统称为脊椎动物（即高等动物）。脊椎动物又包括鱼纲、两栖纲、爬行纲、鸟纲和哺乳纲，到了鱼纲出现了比较成形的脑，到了爬行纲出现了比较发达的大脑半球，鸟纲和哺乳纲的脑功能越来越复杂精巧，适应环境的能力也越来越强。

既然越高等的动物越聪明，越容易在生存竞争中获胜，那么为什么低等动物们没有被高等动物们消灭干净呢？我们不得不佩服自然界奇妙的生态平衡，赋予低等动物强大的繁殖能力，以及各种特化的"武器"（比如毒液或盔甲），使低等动物们也保留一定的生存空间。况且，高等动物也并非都是食肉动物，很大一部分以植物为食，避开了弱肉强食的丛林法则。大自然无与伦比的多样性和协调能力，构成了生物圈欣欣向荣的繁荣图景。

距今三百多万年前，地球上终于出现了会制造工具、从事劳动的人类。人类原本和动物一样生活在大森林里，自从学会了直立行走、使用工具和钻木取火，脑的结构和功能得到了突飞猛进的发展。举例来说，鱼纲中鳗鲡的脑仅占体重的 0.005%，大多数鸟类和哺乳动物的脑占体重的 0.5% ~ 1.0%，而人脑占体重的 2.0% ~ 2.3%。更重要的是，低等动物的神经系统只有数百个神经元，而人脑神经元的数量达到 140 亿个，比银河系中的繁星更浩瀚，犹如一个具体而微的宇宙。

人类这种智慧生物经历漫长的演化，成为生物界的主宰。当今世界，无论狮子、老虎、大象、鲨鱼，在人类面前不是沦为动物园中的宠物，就是在越来越狭窄的生存环境里勉强求生。我们不禁要问，为何人类独蒙上天垂爱，地球上真的没有任何物种的脑可以和人脑匹敌吗？

哺乳动物当中有一些相当聪明的物种，比如海豚。海豚的脑重约 1600 克，占体重的 0.9%，它的神经元总数以每立方厘米计算和人脑相似，行为水平上也可以证实是目前地球上智力最高的机体之一。但是，海豚为什么没有进化得更加完美？很大的原因是海洋生活造成的限制——没有灵巧的双手用来制造工具。

再说以黑猩猩为代表的类人猿，脑占体重的 0.7%。有的科学家进行了统计，人和猿在解剖方面有 623 处共同点，在脑的结构上有 396 处共同点。猿的大脑皮质发展得更为复杂。它们已经有较高水平的感知能力，有哭和笑这类面部表情，会利用某些声音进行交际，会利用工具来取食。甚至在经过一定训练后，会使用手语。它们为什么没能进化成人类？也许和食性有关，它们只吃植物和少量昆虫，而吃鱼类等含有丰富蛋白质和脂类的食物对人类大脑的进化发挥了至关重要的作用；也许和环境有关，它们停滞在原始森林里过于安逸，而不像人类的祖先那样走出森林，在复杂多变的环境里物竞天择；也许落后于人类一步，就再也没有进化成人的可能。

我们幸运地降生为人，拥有重达 1200～1600 克的脑。作为地球上最聪明的物种，我们用大脑 PK，也用大脑相亲相爱。这令我不由联想到人脑中无数的神经元，有兴奋的，有抑制的，彼此构成数以万计的连接点，形成庞大的难以计算的神经网络。我无意描述人类社会的浩大广阔、气象万千，只想给读者贡献一本"头脑的使用手册"，以便在有限的生命里收获更多的幸福。

　　人类自从诞生以来，构建了哲学、宗教、法律、医学、神经科学、心理学……这些知识是无数人大脑中智慧的结晶，也使得我们更为深入地理解自身以及所处的社会。人类社会历经腥风血雨，一路向前发展。我们一路披荆斩棘，不断向未来迈进。有时候，我们要停下来想一想，好好地想一想……

　　古希腊的阿波罗神殿的门柱上刻着智者的箴言——认识你自己。我是谁？从哪里来？到哪里去？我为什么而存在？我要的幸福在哪里？就让我们从大脑开始，重新认识这场生命。

2 从神经元到神经网络
电影《入侵脑细胞》

《入侵脑细胞》是一部集惊悚、科幻、刑侦、心理于一身的电影。儿童临床医学家凯瑟琳·迪恩供职于一家研究大脑的医疗研究机构，她的任务是通过高技术手段进入幼年精神病患者的梦境中，治愈他们心灵的创伤。与此同时，当地发生了连环凶杀案，警方抓获了犯罪嫌疑人卡尔·斯塔格，却无法救出被他囚禁的女孩。于是，警方联系了凯瑟琳，希望她入侵卡尔的大脑，找到受害者所在的位置。

如何入侵对方的大脑？影片中语焉不详，大意是说：让两个大脑的神经元发生同步兴奋——如果是 A 潜入 B，就把 A 的神经元兴奋转移给 B 的神经元，如果是 B 潜入 A，就把 B 的神经元兴奋转移给 A 的神经元。乍一听似乎不错，但是神经元这么多，如何找到"对应"的那一个呢？A 的信号传给 B 了，就该按 B 的法则运行，如何再反馈给 A，形成两个相互独立又彼此交流的思维系统呢？

我们且不去刨根究底，总之，影片中的凯瑟琳成功入侵了卡尔的大脑。在那里，她目睹了卡尔饱受虐待的童年，成年后的卡尔的脑中住着一个恶魔般凶悍残忍的自己，也住着弱小无助的童年时代的自己。为了保护弱小无助的卡尔，凯瑟琳杀死了恶魔般的卡尔。梦幻中的场景精美华丽，诡异血腥，神经比较脆弱的读者还是不要目睹为好，可以改看 Discovery 频道的科教纪录片《大脑演化》。

遗憾的是，关于"脑"的商业电影，极少是精彩又温和的。古希腊医学之父希波克拉底是第一位正式描述脑的作用的人，他在专门讨论脑部疾病的《论神奇的疾病》一文中写道："人们应该认识到所有的快乐、愉悦、欢笑、运动，还有悲伤、忧愁、沮丧和哀伤都来自大脑，而不是来自其他东西。脑以某种特殊的方式使我们有了智慧和知识，能看会听，并且懂得什么是邪恶，什么是公平……也是因为有了脑，我们才会发疯和精神错乱，害怕和恐惧才会折磨我们。当脑不健康的时候，我们就会因此受累，根据上面所讲的一切，我认为脑对人有最大的影响。"

脑科学的研究直到近代才正式开始。19 世纪初，奥地利医生弗朗兹·约瑟夫·加尔倡导的"颅相学"红极一时，他通过观察尸体的颅骨突起，认为该颅骨下的脑区相对发达，并对应某种性格特征。例如，加尔认为额骨突起的人生性贪婪，容易成为扒手；颞骨突起的人有暴力倾向；后脑勺突起的人比较多情——然而事实并非如此。这种简单、粗糙、充满主观色彩的观察并不能揭开大脑之谜，却引发了人们对于大脑是否具有功能分区的热议。

1861 年，法国神经解剖学家布罗卡接诊了一位特殊的病人。这位病人在 21 年前中风，从此不能讲完整的句子。布罗卡对其进行了检查，6 天之后，病人去世了，隔天进行了尸检，发现大脑左半球的第三个前额沟回有损伤。这个部位后被命名为布罗卡区，即运动性语言中枢。

布罗卡的发现让人们认识到大脑确实存在功能定位，并且可以通过病情分析与尸体脑解剖的方法来加以论证。

1872 年，意大利医生卡米洛·高尔基发明了硝酸银染色，通过光学显微镜第一次看见了脑细胞的外形——脑细胞和普通细胞大不一样，它们的形状很不规则，从细胞体向外发出很多分支（突起），这些分支彼此缠结在一起，好像一张巨大的网络。与高尔基同时代的西班牙解剖学家卡哈尔对神经元（脑细胞和外周神经细胞）进行了大量观察，并且用他的生花妙笔活灵活现地画了出来。卡哈尔认为每个神经元是独立的个体，一个神经元和另一个神经元的分支相互接近，却并不相通。这和卡米洛·高尔基认为神经元之间胞质相通的观点大相径庭。两人分获 1906 年的诺贝尔生理学奖，在颁奖典礼上依然争论不休。后来，扫描电镜的照片证明卡哈尔是正确的。

人们对于脑的认识深入到神经元（细胞）的层面，随后又发现了神经元之间传递信息的各种神经递质，并且记录到神经元兴奋时发放的动作电位。令人迷惑的是，神经元就其个体而言，功能是如此简单，就是"受刺激—放电"，就其整体而言，功能却是如此复杂，复杂到不可思议的地步。

如果我们研究肌细胞，我们了解其结构和功能，就知道肌肉是如何收缩的。如果我们研究血液中的红细胞，我们了解其结构和生理特性，就知道它是如何运输氧气的。这些都是顺理成章的事。可是，我们研究神经细胞，即便对单个细胞了解得再清楚，也不知道认知、思维、情感、意识是怎么形成的，它们固然和单个神经细胞的功能有关，却远非其功能的简单叠加。

人脑有 140 亿个神经元（一说 1000 亿个），每个神经元可以与其他神经元形成 10^5 个突触，整个脑可以形成 10^{15} 个突触，比银河系中的星辰还多。这些突触，就是一个个的信息通道，纵横交错如蛛网、如迷宫，我们如何潜入这浩瀚的迷宫，揭开脑中的奥秘呢？

一种流行的观点是：人类不可能把自己的大脑研究清楚，就像不可能拽着自己的头发脱离地球。用人脑来研究人脑，就好像用同样硬度的矛，刺穿同样硬度的盾，再说也没有那么多人脑可供研究，只能用动物的脑代替，动物的智力和人类相差甚远，这也是一个极大的限制。另一种观点是：脑科学已经取得了长足的进步，并且得到世界各国科学家的热切关注，成为生命科学中最热门的领域之一。集中这么多优秀科学家的智慧，大脑这个最后的堡垒总有被攻破的一天。

新的技术正日新月异地发展，使脑科学的研究越来越精确、多元。例如，计算机辅助技术可以重构神经系统的三维图像，从而绘制出神经网络的立体图谱。光遗传技术可对神经回路中神经元的兴奋与否进行精确的操控，从而在神经回路的水平解释脑的功能。脑成像技术在宏观水平对不同脑区的兴奋进行实时监测，并与行为相互联系。种种迹象表明，科学家曾经把对脑的研究分解到神经元，现在则要在神经元的基础上构建庞大的神经网络，通过数学和物理的方法解答生物之谜。

早在 20 世纪末，就出现了模拟人脑的超级计算机，只是其智能与人脑相差甚远。2005 年，瑞士联邦理工学院的神经科学家亨瑞·马克拉姆主持了一项被称为"蓝脑计划"的项目，其目标就是用计算机模仿出人脑的思维过程。马克拉姆声称，2018 年之前，一台能够说话、拥有人类的智力水平和相似的行为方式的电脑就会诞生。而在大洋彼岸，美国 IBM 公司 2012 年宣布，已经用世界上运算速度最快的 96 台计算机，制造出了模拟 5300 亿个神经元和 100 万亿个突触的"人造大脑"。随着脑科学、计算机科学、纳米技术的新成果逐步汇入超级计算机，我们离"破译人脑"的终点站将越来越近。

真的可以做到吗？

人脑的秘密一旦被彻底揭开，世界将发生怎样天翻地覆的变化？

我们拭目以待。

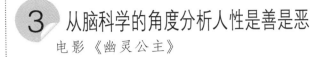

3 从脑科学的角度分析人性是善是恶

电影《幽灵公主》

看这部电影的时候，我正在萨拉曼卡大学做访问学者，每天通过电极记录大鼠听觉核团对声信号的反应。实验结束后，处死大鼠，用剪刀剪下头颅，泡到福尔马林中备用，数天后制作脑片。有时候，我扪心自问，这么做到底是善是恶？科学到底是善是恶？人类到底是善是恶？某天，实验遇到故障，做了一整天都没有理想的数据，我又气又闷，回到住处看电影排解。就在那个晚上遇见了《幽灵公主》，我被精美的漫画故事打动。

《幽灵公主》是宫崎骏最有代表性的作品之一，描绘了人与自然界的爱恨纠结。虾夷族青年飞鸟为拯救村民而遭诅咒，不得不离开亲人四处流浪。旅途中他见到了一群由幻姬领导的穷人，这群人在麒麟兽的森林开采铁矿，建立炼铁厂。森林中的种种生物都视他们为敌，有着 300 岁智慧的白狼神莫娜和被她养大的人类女孩桑（幽灵公主）更是时刻想杀死幻姬。飞鸟被桑深深地吸引，同时又想帮助人类。战斗过程中飞鸟被麒麟兽所救，立场更加摇摆不定。最后，幻姬射掉了麒麟兽的头颅，飞鸟和桑合力将头颅夺回，还给麒麟兽，麒麟兽的灵魂方才安息。

麒麟兽象征着神奇的大自然，它在林中安静地行走，足迹所至之处开出一丛丛娇艳无比的花朵。它呼出使人起

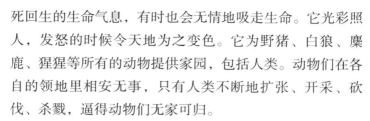

死回生的生命气息，有时也会无情地吸走生命。它光彩照
人，发怒的时候令天地为之变色。它为野猪、白狼、麋
鹿、猩猩等所有的动物提供家园，包括人类。动物们在各
自的领地里相安无事，只有人类不断地扩张、开采、砍
伐、杀戮，逼得动物们无家可归。

看完电影，我的脑海里突然冒出一句话："人类是这个
世界上最邪恶的动物。"一连几天，我都在思考这个问题，
人类真的是世界上最邪恶的动物吗？

没有人会用万物来衡量人类，只会用人类来衡量万
物。早在两千多年前，古希腊哲学家普洛泰戈拉就说过：
"人是万物的尺度。"这并非妄言。如果没有尺度，人类压
根就没办法衡量万物。生而为人，我们不可能以另一个物
种为尺度，也不可能以"万物"这么庞大的概念为尺度，
我们只能以自己为尺度，为出发点，为参照系。

假如我们不这么做，我们就不应该吃饭、穿衣、
行走、呼吸……因为这些都可能伤及他物而成为恶。无
论哲学还是宗教，大抵上都承认这一点，就连最崇尚众生
平等、慈悲为怀的佛家，明知道"水中有四万八千虫"，
念几句饮水咒还是喝下去了。

因此我必须修正之前的观点：从人的角度看，人不能
因为自身与自然界的其他物种存在冲突，就被认为是邪恶
的。人到底是不是邪恶，要看他如何与别的人相处。其实，
这个问题也被讨论了几千年，我不能长篇大论地一一举例，
只能从人脑的结构和功能出发，对这个问题进行分析。

我想讨论的第一个问题是：人为什么有善有恶？

设想我们找一批公认的善人（至少是大多数人公认

的），再找一批公认的恶人，比较一下他们的脑有没有差异。间脑、小脑、中脑、脑桥、延髓，这些都没有显著性差异。再对比一下大脑，差异出现了——善人在做善事的时候大脑比较兴奋，产生的快感强烈；而恶人恰恰相反。我们会问这个怎么形成的，当然是后天形成的，有点类似于巴甫洛夫提出的"条件反射"。如果你从小做好事被表扬，连接善的神经通路就可能特别畅通，如果你从小生活在尔虞我诈的环境里，连接恶的神经通路就可能畅通无阻。大多数人亦善亦恶，无非是这两条通路同时施工，交织在一起构成了复杂的性格。

这些神经通路的形成，拜后天环境所赐，有没有人天生就是大恶人呢？我不否认有"秉性"在发挥作用，就好像有些人体质比较弱，容易受细菌的感染。有些人的秉性倾向于行善，有些人的秉性倾向于堕落。但先天因素（遗传密码）只是提供可能性而已，我们不能说真有天生的善人或恶人。从神经通路的水平得出的结论是：先天，无善无恶；后天，受环境的影响慢慢出现善恶。

我想讨论的第二个问题是：为什么绝大多数人喜欢善而不喜欢恶呢？或者说，为什么人性向善呢？

"镜像神经元"学说为我们提供了一份答案。20 世纪90 年代，意大利帕尔马大学神经科学家里佐拉蒂在猴脑中发现了镜像神经元。这种特殊的神经元能够像照镜子一样通过内部模仿而辨认出所观察对象的动作行为的潜在意义，并且做出相应的情感反应。比如，让 A 猴看 B 猴吃花生，A 猴某些脑区的神经元会出现和 B 猴相似的反应。

里佐拉蒂通过经颅磁刺激技术和正电子断层扫描技

术，发现人脑中也有镜像神经元，而且有一部分存在于大脑皮质的布罗卡区（控制说话、动作和对语言的理解的区域）。他进一步提出，人类正是凭借镜像神经元来理解别人的动作意图，同时与别人交流。后期的实验显示，布罗卡区的镜像神经元与大脑的边缘系统相连，而边缘系统与情感及记忆紧密相关。

生活中很多现象都是镜像神经元在起作用，例如，看到别人被殴打产生痛苦表情，会对自己以往被殴打的痛苦产生回忆，从而体味到对方的痛苦；看到别人在享受美食，会不自觉地吞咽口水；看到别人打球，会浑身充满了力量……

不同的人的镜像神经元数量是不一致的，镜像神经元数量越多的人，越能感受到别人的痛苦，越可能在危急关头伸出援手。缺乏镜像神经元的人，无法对别人的苦难感同身受，也就缺乏理解和共情的能力。

我们能不能说，一个人善良是因为镜像神经元的数目比较多，一个人邪恶或麻木不仁是因为镜像神经元的数目比较少呢？这也许是一个重要原因，但绝不会是唯一的原因。不然，就无法解释为什么很多人亦善亦恶、时善时恶。

我想讨论的第三个问题是：善恶如何转化？或者说，善人如何变成恶人，恶人又如何变成善人？

禅宗有一则故事：一位武士向白隐禅师请教什么是地狱和什么是天堂。白隐禅师看了武士一眼，轻蔑地说："你这个人愚笨不堪，没有人会重用你。"武士一听勃然大怒，拔出宝刀就要向禅师砍去。白隐禅师不为所动，反而轻声细语地说："地狱之门由此打开。"武士似有所悟，立刻弃刀向禅师鞠躬道歉。白隐禅师微微一笑，缓缓说道："天堂之门由此打开。"

善恶只在一念之间——没有绝对的善人和恶人，善恶的转变只在一瞬间。

白隐禅师的故事里，是善激发了善，是恶激发了恶。某些时候确实是这样，所以我们应该谨慎交友，远离邪恶之人——假如我们内心的大爱不足以对抗这种邪恶造成的负面影响（当然我也希望内心的大爱能够感化邪恶，邪恶在某种意义上也是对善德的考验）。更多的时候，善恶的火种仿佛来自我们内心的最深处，就好比某天我睁开双眼，忽然心生善念，决心做个真诚的好人；某天我突然邪念丛生，仇恨之火如毒蛇缠绕。我不知道同一个我为什么会做出截然不同的选择，不知道自己为什么横生了一念，偏是这一念之间，无法用科学解释，我不知道这一念从何而来，就像不知道宇宙诞生之初的原点。

凡人，总是善念多于恶念吧。这样我们才能放下仇怨，相互支持着活下去。如果，我们只有野兽的欲望而没有人类特有的道德感、美感、理性，我们就与野兽无异，杀伐征战，无缘于今日的文明。无数世纪以来，人们在善恶之间徘徊、选择、思考，值得庆幸的是我们仍享有这份自由，并且享受着善良带来的金色曙光——这个依然存在的人类世界。

我们该如何选择善，而不是恶呢？就像白隐禅师所说的，我们必须相信善是通向天堂，恶是通向地狱。我们随时随地拥有善恶的选择权，天堂地狱因此显现不尽，陪伴我们行走于幽幻的人间。

4 自我意识的形成

电影《我是谁》

电影《我是谁》是成龙主演的动作片，影片中成龙扮演的特种兵杰克因为头部受伤失去记忆，死里逃生的他冥思苦想一个命题：我是谁？

我是谁？这对于任何一个人都是最简单又最复杂的问题。问第一遍，对方也许理直气壮地回答："我是某某某。"问第二遍，对方便张口结舌，因为姓名这个代号没有任何实际意义，而年龄、性别、籍贯、身份证号码……这些填写简历时的关键内容亦非常粗浅、不足以说明"我"到底是谁。问第三遍，对方如置身迷雾深谷，我是谁？谁是我？我若不出生，世上还会不会有另一个我？我从哪里来？我到哪里去？这些深奥的哲学问题，至今都没有完美而标准的答案。

不过，影片中杰克的情况略有不同，他失去了记忆，关于"我"的信息一无所有，完全不知道我是谁。我们常人拥有记忆，关于"我"的信息繁杂纷纭，对于"我是谁"似懂非懂。要想知道我是谁，先来看人脑中如何出现了"我"。

我们仔细观察就会发现，婴儿在出生后的一段时间内，并不能意识到自己，以及存在于自己之外的外部世界。他只能感到温暖和食物的刺激，不能把温暖和食物与其来源——母亲区别开来。他会对着母亲哭和笑，只是一种本能的情绪反应，而非真正的情感交流。此时，外部世界和内部世界对他而言都是浑然一体的。

当他慢慢生长、发育，他开始有能力感知事物的本来面目：被喂饱的感觉和母亲的乳房不是一回事，母亲的乳房和母亲本身也不是一回事。最终，他会把饥渴、解除饥渴的乳汁、乳房和母亲看作不同的实体。他开始建立起内部和外部的观念，知道自己的手和脚属于内部，母亲的手和脚属于外部，内部不能够直接支配外部，但是可以通过某种方式唤起外部的反应。

当幼儿学会了照镜子，并且知道镜子里的那个人是自己，他的自我意识就基本形成了。这个时间在出生后21～24个月，男孩与女孩无明显差别。与此同时，幼儿的语言能力和情绪表达能力也在迅速提高，当他可以明白无误地说出我想要什么，我感觉怎样，他的自我意识就更加清晰，而这大约发生在3岁。到了6岁，儿童已经根据外界环境的反馈建立起鲜明的自我印象，比如说：我是不是聪明、是不是漂亮、是不是讨人喜欢。家长的评价、老师的褒贬、小伙伴的议论，就像镜子一样映照出"我"的面貌。

成年之前，"我"还在波动变化之中，关于"我"的种种描述还比较肤浅，还不稳定，14～18岁，也就是经历了青春期之后，"我"的外表和心智都基本定型，对于"我是谁"产生了比较确定的答案。我们不妨设想一下，某年某省的高考作文题的题目是《我是谁》。在经过一阵抓耳挠腮、瞪目皱眉之后，99%的考生会写下或长或短的自我介绍：我是一个开朗或内向的男生或女生，我有怎样的优点或缺点，我有怎样的兴趣爱好，我对未来有怎样的梦想，等等。由此可见，智力正常的成人明白"我是谁"；智力低下或丧失记忆的人不明白"我是谁"，智力超常的人对"我是谁"会有出人意料的解读。

相传顺治皇帝写过一首出家偈："……未曾生我谁是我？生我之时我是谁？长大成人方是我，合眼朦胧又是谁。百年世事三更梦，万里江山一局棋。我今撒手归西去，管你万代与千秋。"这大概是智力超常考生的一个版本。顺治比普通人想得深远，却还是没有想清楚我是谁，所以出家了，那些想清楚了我是谁的人，堪称圣贤。他们对于"我是谁"的解读出神入化，令我仰望之余，掩卷长思。

为了不把"我是谁"复杂化，接下来我们还是关注普通人的大脑。在经历了近一个世纪的研究之后，科学家们把自我意识的物质基础锁定在前额叶皮质。前额叶皮质被称为"脑中之脑"，位于左右大脑半球的前端靠近额头的部分。它占大脑皮质总表面积的比例随动物的进化程度而逐渐增加。在食肉目动物中，前额叶皮质的面积仅占皮质表面积的5%~7%，在黑猩猩脑部，面积增加到17%左右。到了现代人类，其面积增加到33%。在个体发育中，前额叶皮质成熟也是最晚的，要到25岁才完成发育。这意味着它具有极强的可塑性，能够充分地适应环境、主动地改造环境。

对于动物而言，切除前额叶皮质，它们将无法辨认自己在镜子中的影像。只有猿猴、海豚、大象和鸽子等少数几种动物具备辨认自己影像的能力，而这种能力被认为是自我意识的萌芽。对于人类而言，切除前额叶皮质后的效应更不可思议。一位英国妇女患有阴道痛，她吃过各种止痛药，甚至切断神经，都不管用，最终她接受了看起来极不人道的"前额叶切开术"，医生用冰镐从眼眶刺入大脑，将前额叶和大脑的其余部分切断。手术后，那位妇女感到满意，她说："事实上疼痛还在折磨我，可是我已经不再介意了。"临床上，出现过各种各样前额叶皮质受损的患者，他们会有不同程度的失忆、注意力下降、反应迟缓、性格孤僻、喜怒无常。他们的行事为人和以往大相径庭，就好像成了另外一个人。

《我是谁》中的杰克肯定不是损伤了额叶皮质，因为他始终活蹦乱跳、机智勇敢，并且逐渐恢复了记忆。按照脑科学的术语，他属于"逆行性遗忘"，病因是存储记忆有关的大脑皮质神经纤维断裂，以致原有的记忆不能被提取出来。由于神经纤维可以再生，突触可以重建，失忆的人有可能恢复记忆。

关于"我是谁"，现代科学尚未能做出更加深刻的解释。

还有一个相关的问题："我为什么是我？"为什么我居住在这一具躯体之内，既不是你，也不是他。唯物论者会说：先有大脑再有意识，正因为你是你，所以你才发现你就是你啊。如果因缘际会，你出现在另一具躯体中，你还是会发现你是你，只不过这一个你和那一个你并非同一个人。

唯物论者不承认的是，这一个你，在躯体死亡之后，也许会依然存在，进入另一个躯体。这也难怪，转世轮回的事，无法用科学来验证。但是，既然我能够从无中来，又回到无中去，焉知我不会再来，不会再走？

或许，再来的我是独一无二崭新的个体，抹去了从前所有的记忆，甚至连性格也可能迥异。但是，仍会思索，从自身出发观看天地万物，感受到活生生的存在。

我无法判断。我想，我希望是那样，最好更进一步，让今生今世修炼得完美的灵魂有更佳的住所。而一个灵魂，修炼到最完美的境界，大抵是会放弃了狭隘的肉身，向着更广阔的空间泅渡。那也许就是老庄所说的道，孔孟所说的仁，佛陀所说的涅槃，耶稣所说的天国……最终，我们都会知道答案。那一刻，红尘纷扰多么可笑，每一个我都已还原成宇宙之中透明的生命。

5 没有痛觉就完了

电影《黑侠》

《黑侠》是一部颇为暴力的港版动作片。片中的徐夕是 701 部队里的一名冷血杀手，该部队里的每一个成员都被切除了痛觉神经而变得无比强大。因为不想再做杀人工具，徐夕逃离了 701 部队来到香港，化身为一名普通的图书馆管理员。好景不长，因为朋友石警官的缘故，徐夕被卷入黑帮的火并和 701 部队的追杀。他戴上面具，变身黑侠，和杀手们展开搏击。

这样的故事情节，在不少科幻电影中都出现过。人们想当然地认为，无痛战士既然丧失了痛觉，也就不怕伤、不怕死，随时可以冒着枪林弹雨浴血奋战。现实中，有些战士的急救包里备有吗啡，一旦被打得血肉横飞，就给自己打一针吗啡强效止痛，然后再坚持战斗。

不怕痛的人，被大家视作英雄，连小孩子打针，也会因为不哭不闹而受表扬。没有痛觉真的好吗？我们来看美国医生保罗·布兰德讲述的一个真实的故事：

"丹耶是个四岁的女孩，有一天，她用手指在白色被单上画着红色条纹。母亲走近一看，不由大惊失色：丹耶的手指尖血肉模糊，她是用自己的血在被单上画这些图案。她向着母亲露齿一笑，牙齿上染着血——原来她咬开了自己的手指来玩游戏。接下来的几个月，丹耶的父母想方设法让女儿知道手指是不能咬的，可是她无动于衷，任何体罚都没有效果。后来，丹耶的父亲遗弃了她，母亲带着她四处接受治疗却没有进展，她患的是罕见的先天性无痛症。七年后，丹耶被截掉了双腿，因为她拒绝穿合适的鞋子，最终对关节造成严重伤害。她失掉了大多数手指，肘部经常脱臼，手臂布满溃疡，舌头也是伤痕累累，饱受慢性败血症的折磨。'一个怪物'，丹耶的父亲这样称呼她，可她不是怪物，仅仅是无痛生命的特例。"

中国也有类似的病例，无痛的孩子敢从高墙上往下跳，摔断了腿还满不在乎地拖着断腿爬行。因为没有痛觉，他们根本不懂得保护自己，也不知道怎样去珍惜生命。

长大以后再失去痛觉呢？情况同样不容乐观。有一个麻风病患者，因为皮肤溃烂而失去了痛觉，他用很烫的水洗脸，于是又渐渐失去了视觉和嗅觉，随着年龄的增长，他的听觉和味觉也退化了。这是多么可怕的境地，他几乎失去了一切重要的感觉，可是仍然活着。他的灵魂如同被禁锢在钢筋水泥的躯壳之中，完全无法与外界相通。

痛觉是一种能够保护我们的感觉——因为痛，所以学会逃避伤害，不致一再地犯错误。这一点我个人深有体会，当我体检被查出来有肾结石，并不觉得是多大的事。但是肾绞痛发作的时候，才知道什么叫痛不欲生，于是痛下决心除此结石而后快。我的一位大学同学，肾内科博士、副主任医师，也经历过一次肾绞痛，以往她对患者的肾绞痛并没有切身体会，经此一劫，感同身受。

肾结石在今天是容易治的病，可是古时候没有体外碎

石和外科手术，有些人不是被活活疼死吗？这也许是大自
然差强人意的一面。它让我们痛，却不让我们控制痛。如
果说疼痛是一件善意的礼物，这件礼物显得如此沉重，有
时甚至是生命无法承受之重。

　　我们要想控制疼痛，必须从神经科学的角度了解疼痛
的成因。疼痛的类型有三：最常见的痛觉是来自皮肤的
"体表痛"，它尖锐、急剧、范围局限、定位清楚。"体表
痛"常见于外伤，痛觉纤维通过脊髓上行至大脑，这需要
一点时间，往往在受伤的瞬间还没有感觉，过了片刻才传
来疼痛。走路的时候扭伤了脚踝，会感到来自肌肉、肌腱
和关节的"深部痛"。它效应持久，常伴有酸胀热等异常
感觉。运动系统的劳损、炎症、错位都会引起"深部痛"，
也经过脊髓传入大脑皮质。最不可掉以轻心的是各种各样
的"内脏痛"，它们往往是重大疾病的警报。例如：冠心
病患者感到心前区的压榨样疼痛，不治疗会进展为心肌
梗死；胃溃疡患者感到上腹部烧灼痛，任其发展会造成
胃穿孔或胃出血；胆囊炎患者感到右上腹的绞痛，长期
恶化将不得不切除胆囊；阑尾炎患者感到右下腹的绞痛，
延误时机可能造成阑尾穿孔和全腹腔感染。内脏痛定位不
明确，比如阑尾炎有时也会出现左下腹痛或中腹痛。

　　疼痛发生的具体机制有三：一是伤害性刺激直接作用
于游离神经末梢，传入脊髓并到达大脑。二是伤害性刺激
作用于局部组织，引起组织损伤并释放致痛物质，如钾离
子、缓激肽、组胺等。这些致痛物质刺激游离神经末梢并
传入脊髓和脑。三是伤害性刺激使组织释放花生四烯酸、
P 物质、5-羟色胺等，提高游离神经末梢的敏感性，引起

痛觉过敏。这些过程中，都没有感受器的存在，就不存在感受器的适应机制，游离神经末梢如裸露的电线一般，忠实地把痛觉不断输入大脑。

《黑侠》中的战士被切断了痛觉神经，这在现阶段是不可能的事。痛觉神经纤维混合在其他的感觉神经纤维和运动神经纤维之中，共同构成外周神经干。要想切断痛觉神经，除非把整个神经干一起切断，这样会引起感觉麻木和运动障碍，非到万不得已的情况下不会施行。至于我们的大脑皮质，接受痛觉纤维投射的区域分布广泛，与其他感觉的投射区域重叠在一起，难以进行精确的损毁或切除。

尽管我们无法根除痛觉，但是镇痛却是可以做到的。中国早在华佗的时代就有了"麻沸散"，可视为最早出现的镇痛药。镇痛药有一大类即是麻醉药，其原理是阻断神经细胞上的 Na^+ 通道，使细胞不能兴奋，这样痛觉无法传递，其他感觉也无法传递。虽然麻醉止痛很有效，但它会造成暂时的神志不清和肢体麻木，只在手术过程中使用。

还有一大类镇痛药不属于麻醉药，如阿司匹林、可待因、杜冷丁、鸦片、吗啡等（其中不少属于毒品）。这些药物能与脑中"抗痛神经元"的阿片受体结合，使"抗痛神经元"兴奋，而"抗痛神经元"能提高痛觉神经元的痛阈，使痛觉神经元不容易兴奋。这揭示了一个神秘现象：人体本身是可以抗痛的，有些战士身负重伤却没有发觉，就是应激导致了自身"抗痛物质"脑啡肽的释放，脑啡肽有着和吗啡相似的结构和效应，亦能激活"抗痛神经元"。

　　值得一提的是，痛觉作为一种主观感觉，和人的思维密切相关，当痛觉混合了恐惧、怨恨、烦恼，会显得越来越难以忍受，反之，痛苦的程度就会减少。心理调节能起到镇痛作用，只要默念"我不感到痛"，痛觉便减轻 7%～20%；看有趣的电影，痛觉便减轻 27%～29%。心理镇痛已被临床医生所采纳，通过催眠术可在减少麻药的情况下为病人进行手术。气功疗法也是通过意念调节，使全身肌肉放松，从而对头痛、胃痛以及各种神经痛产生疗效。

　　除了痛觉，饥饿、渴觉、恶心、眩晕……这些感觉都是我们不喜欢的，也都是维持我们生命所必需的。它们就像一道道警报，提醒我们照看好自己的身体，让大脑安居在这座神秘的宫殿里。

　　我们的生活中有快乐就有悲伤，有阳光就有阴影，在享受各种感觉带来的美好体验的同时，我们也承受着某些不那么美好的感觉，以及内心的痛苦。有一些痛苦是人生成长所必须经历的，只有勇敢地面对痛苦，接受事实，承担责任，我们的心智才会越来越成熟。

　　《黑侠》的末尾，徐夕打算走遍世界去寻找一位能够让他重新感受到痛觉的医生，从某种角度来说，痛觉让我们活得更加真实。

　　假如还有人对痛觉耿耿于怀，可以看看保罗·布兰德医生写的《疼痛：无人想要的礼物》。这位了不起的医生用他行医多年的经历，告诉我们究竟什么是疼痛，以及在它严厉的外表之下隐藏的爱。

6 问大脑什么是爱情

电影《多巴胺》

　　爱情的产生和发展总是和头脑中神经递质的释放有关——美国影片《多巴胺》在淡淡的文艺气息中告诉我们。因为父母之间爱情的消逝，男主角蓝德觉得爱情就是一种化学反应，多巴胺和性激素的释放引起对对方的渴望。虽然他喜欢女主角莎拉，但是从不上纲上线到"爱"的层面。莎拉非常困惑，如果异性之间的吸引仅仅是化学反应，天知道它什么时候会停下来？再说，人岂不是堕落成动物？

　　莎拉离开了蓝德，然而阴差阳错的，他们之间的化学反应并未停止。在分分合合之后，他们还是走到了一起，享受自由的新生活和多巴胺带来的快乐。莎拉说："也许爱情就是一种化学反应，不过我相信它一定是另有原因的。" 蓝德则是在莎拉的鼓励下，第一次表达出"爱"的心声。

　　爱情是人类最强烈的感情，为了爱情，多少人抛开金钱、权力，甚至生命。当然，也有很多人为了金钱、权力、生命抛开爱情，可能是爱情给予他们的幸福感没那么强烈吧。如果爱情是一种化学反应，应该可以分成很多形式，有的如熊熊大火，有燃烧宇宙的狂热；有的如溪水潺潺，有白首同心的淡远；有的如一阵风过，三下两下就消歇了。可惜不能拿人来做实验，否则，我们一定可以找到爱情的秘方和解药，让薄情之人变得情根深种，让痴男怨女获得瞬间解脱。

且慢，不是有多巴胺吗？它常被用来解释一见钟情的现象，当它被爱人的眼神瞬间激活，会引发一连串的化学变化，令人无法遏制地陷入情网。多巴胺，如同《仲夏夜之梦》中的精灵的魔液，拥有让仙后爱上毛驴的神奇魔力。

我们来看看什么是多巴胺（Dopamine, DA）。多巴胺是脑中一种作用非常广泛的神经递质。释放这种神经递质的神经元在中脑红核、黑质、第三脑室周围和嗅球等部位都有分布，而接受这种神经递质的神经元更是广泛分布在纹状体、大脑皮质、脑干和脊髓。DA 神经元最主要的功能是调节运动。中脑 DA 神经元的损伤和丧失，会使纹状体内 DA 缺乏，从而引起多种运动障碍，如帕金森病、亨廷顿病和迟发性运动障碍等。影片《多巴胺》中男主角的母亲，就因帕金森病而出现手抖、运动迟缓等症状。

中脑向大脑皮质投射的 DA 神经元与精神活动密切相关，参与情感、认知、思维、理解和推理等脑的高级功能。有研究发现，各种成瘾物质均可促进 DA 的释放，并将信息传递到前额叶皮质，引发欣快感。在这种欣快感的吸引下，人和动物会不断寻求成瘾物质的刺激，从而对成瘾物质有越来越深的依赖。

DA 还有调节心血管、胃肠道、眼压等功能，这些大家想必此刻不甚关心。大家想的是：呀！原来爱情就是一种成瘾，而成瘾的原因就是所爱之人刺激自己的中脑大量地释放 DA。那么，我们只要偷偷给对方一点 DA，就能让对方爱上自己；只要早早地补充 DA，就会在失恋过程中全身而退，再也不受爱情的折磨了。

答案当然不会这么简单，医生给帕金森病患者服用 DA，只能缓解他们的运动系统症状，丝毫无助于他们产生恋爱时特有的情绪变化。对于失恋的人群，医生也最多是开一些抗抑郁药，不会补充 DA，因为它的效果乏善可陈。

我们有一个无比复杂的大脑，这个大脑中神经通路的形成和信号的传递，由各种因素共同参与。DA 就像一封美妙的情书，这封情书被寄到哪里去，受先天体质、后天环境、认知推理、地心引力等无数种因素的驱使，差了其中任何一条，情书就可能石沉大海、断无消息。盲目补充 DA，就像傻乎乎地写了很多情书，却找不到邮递员来传信。

诸位也许会想，我们通过脑成像看看恋爱时哪些脑区在兴奋不就行了，然后直接往里面注射 DA，或者插一根电极激活它。这个办法也许有用，不过和恋爱相关的化学物质不只是 DA，还有性激素（雄激素和雌激素）、肾上腺素、5-羟色胺、催产素、加压素等，涉及的范围遍及全脑和周身，我们总不能全身注药品、全脑插电极吧！

退一万步说，即便我们有办法通过科学手段使人处于虚幻的爱情体验之中，这和吸毒又有什么分别？一个人如果还有理智，一定不愿意从依赖爱情变成依赖药物，从一个具有自由意志的人变成一个完全由别人操纵的玩偶。

看来，要想从脑科学的角度对爱情做出合理的操控，真有点勉为其难。即便有效，也是把人退化成了机器。16世纪以来，现代生理学的突飞猛进，离不开把人作为机器来研究的实验，使用了大量数学、物理、化学的方法来揭开人体之谜。这种做法对于循环系统、呼吸系统、消化系统倒也非常合适，但是对于我们神奇的大脑显得颇有局限性。

人们尝试另辟蹊径，通过心理学的方法来解释什么是爱情。现代心理学日益分化成两大阵营，一个是在科技浪潮的席卷下，越来越热衷于和生理学结合，通过动物或人体实验来寻找答案。它和"脑科学"一样，更倾向于把人脑看作一个器官而不是灵魂之所。现代心理学的另一个阵营，依然沿袭传统的研究方法，根据大量的案例、精神分析、研究者个人的内心体验等来寻找答案，这似乎有点"唯心"，但是更尊重人的个性，也竭力地从思想层面而不是物质层面来改造人的心灵。我们且看后者通过"将心比心"的方法获得的理论。

德国心理学家弗洛姆在《爱的艺术》中对异性之爱进行了阐述。他认为，爱情和其他形式的爱一样，源于对孤独感的抗拒。当男女双方坠入情网时，两个陌生人之间的隔阂突然崩塌了，代之以相互融合的亲密体验。爱情的独特之处在于具有排他性，恋爱中双方似乎与世隔绝，生活在只有两个人的伊甸园里。因为上述特点，爱情注定是一种短命的感情，当激情过去，男女双方会发现他们原本是两个有差异的个体，会再次感觉到孤独和疏离。现实生活也迟早会使他们从爱的伊甸园里走出来，面对并不罗曼蒂克的各种问题。

弗洛姆不排斥异性之爱，但他认为，成熟的异性之爱有一个前提条件，就是"我从我存在的本质去爱，并且去体验对方存在的本质"。换句话说，我爱对方不是因为他（她）对我好，能够满足我的需要，而是因为他（她）是一个人，一个和我一样有血有肉，有思想有情感的人。我之所以爱这个人，是因为这份爱能让我发挥出人性中最美好的潜质，也就是使我拥有爱的力量。

弗洛姆的理论非常温暖，在国内国外都不乏拥趸。不过，连他自己都承认，倾心修行爱的艺术是一场华丽的冒险。因为，"如果不尽自己最大的能动性去发展自己的整个人格并以此达到一种创造性倾向，那么所有爱的努力都注定要失败；如果没有爱自己邻人的能力，如果没有真正的谦恭、真正的勇敢、真正的信心和真正的自制的话，那么人们在个人的爱中也就永远得不到成功"。

另一位对爱情深入解析的心理学家是美国的斯科特·派克博士。他在《少有人走的路》中写道：坠入情网，是情感和心灵的退化现象。与心爱的人结合在一起，跟童年时代与父母相伴的记忆彼此呼应，仿佛体验到幼年时无所不能的快感。坠入情网，与人的"里比多"（性的需要和原动力）有关，或与受基因支配的生物交配本能有关，意义在于增加人类生殖机会，促进物种繁衍和生存。若非原始基因在起作用，不知有多少恋人或者配偶（包括幸福和不幸福的）在步入婚姻殿堂之前，就会因想到婚后要面对的现实，而感到张皇失措、只想落荒而逃。

那么什么是真正的爱呢？派克博士说：爱，是为了促进自我和他人心智成熟而具有的一种自我完善的意愿。它意味着持续努力，超越自我界限。它不能停留在口头上，而要付诸行动。我们爱某人或某种事物，就不可能坐享其成，而是要持续地努力，帮助自己和他人获得成长。当浪漫爱情的神话破灭之后，真正的爱可能才刚刚开始……

从两位大师的著作中，我们可以看出：爱情既包含着化学反应，也蕴含着更深刻的人性。爱情和爱也不是一回事。虽然两者有时如此相似、容易混淆，你中有我，我中有你。

问大脑什么是爱情已经够难了，问大脑什么是爱——我不奢求找到答案。我不奢求从多巴胺、激素、杏仁核、快感这些专业名词中找到答案。如果我能找到答案，一定是从我自己的大脑中找到答案。

我没有放弃思考，就像没有放弃生而为人的权利一样。每一个生活在这个世界上的人都有可能被诸如此类的问题困扰，他们以行动给出了各自的答案，没有一个是完全标准的，正因为如此，构成了繁复浩瀚的人生。

也许，有一天我会恍然大悟，原来，这就是爱。

也许，有一天我会发现，不，爱不仅仅是这样。

它在我的脑海里明明灭灭，犹如阳光渗透进每一个黑暗的裂缝。

我思故我在，我在爱就在。

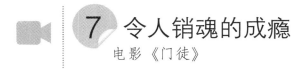

7 令人销魂的成瘾
电影《门徒》

《门徒》讲述的是一个关于毒品的故事。生活在香港的昆哥表面上是做家电生意的小老板，实际上是掌控着庞大贩毒集团的毒枭，他的妻子已经有了两个女儿，如今又身怀六甲，这让昆哥产生了金盆洗手的想法。阿力是追随昆哥多年的"门徒"，他的真实身份是警方的卧底。虽然得到昆哥的信任，阿力却始终掌握不了关于制毒贩毒的详细情况，这让他非常苦恼。

阿力在一次偶然的机会中认识了阿芬，两人不知不觉发生了一段微妙的感情。阿芬的丈夫是个瘾君子。阿芬为了帮丈夫戒毒，不惜以身试毒，再也无法摆脱毒瘾。最终，阿芬因为吸毒过量惨死，悲愤的阿力在警方协助下一举逮捕了昆哥，昆哥为了不连累家人，在厕所里割颈自杀。阿力又把阿芬的丈夫关进监狱，独自抚养了阿芬的女儿。

影片中没有绝对的坏人，也没有绝对的好人，有的只是一具具被毒品扭曲、榨干的灵魂。最触目惊心的是阿芬的惨死，死时面目狰狞，死后无人收尸，群鼠在她身上啃噬。

毒品这么可怕，为什么还有人吸毒呢？尤其是在演艺圈，近年来被曝光的吸毒明星一个接着一个。说是因为精神空虚，似乎也不尽然。精神空虚也可以寻找别的刺激，为什么偏偏是毒品？

明星柯某某，当红小生，阳光少年，拍过禁毒宣传片，当过禁毒大使。他曾对着镜头说："有些人觉得用毒品可以放松，可是我觉得这是完全没有效果的。""生活中的压力有很多渠道释放，你有朋友有家人。""你自己一定与众不同，一定有自己的强项和优点。好好地跟朋友聊聊天就可以释放压力，你没有必要用到毒品。"

言犹在耳，他就因吸毒被抓。善意的推测是——当明星实在压力太大了，原本是普通人，非要被包装成偶像，时时刻刻对着粉丝展现出最好的一面，表面上风光无限，背地里竞争激烈，只有吸毒的那一刻烦恼完全不见……

也有人是因为好奇而吸毒，也有人是为了"融入圈子"而吸毒，也有人为了寻找灵感而吸毒，也有人就像阿芬一样，为了救人而舍身入魔。不管是什么原因，一旦成瘾，他们就沦为毒品的"门徒"，难以回归正常人的生活。

毒品有如此强大的魔力，和我们的大脑很有关系。某些脑细胞中有一种叫做"阿片肽"的受体，被激活之后，会通过信号传递进一步激活脑内的多巴胺系统，产生明显的欣快感。平时我们的大脑也会释放适量的脑啡肽，和"阿片肽"受体结合而产生愉悦感，当我们运动、游戏、恋爱、享受美食、欣赏音乐的时候，脑啡肽的释放会增加，于是心情十分愉快。

一个人自身的脑啡肽的释放是有限的，外源性的阿片肽却来势凶猛。阿芬说："吸毒的感觉从头皮到脚趾都是高潮。"这到底是什么样的感觉？无法体验。若非吸毒的感觉如此美妙，也不会有人倾家荡产、乐此不疲吧？

吸毒的感觉美妙无比，倘若可以一直持续下去倒也令人羡慕。问题是，它无法持久，在数分钟到数小时的强烈快感之后，就会被打回原形。而且，毒瘾发作的时候，会出现严重的躯体症状，如打哈欠、流鼻涕、流眼泪、出汗、呕吐、腹泻、全身酸软等，还会出现严重的精神症状，如狂躁、偏执、多疑、入睡困难、表情冷漠、心慌、焦虑、烦躁不安，严重者会毁物、伤人、自残。这是因为，脑啡肽等神经递质的合成和释放是一套自我平衡的体系，使用大量的外源性药物之后，自身的平衡就会被破坏，大脑就会表现出和吸毒时截然相反的抑郁症状，伴随有自主神经功能紊乱的躯体症状（毒品本身也会造成自主神经功能紊乱）。

吸毒有多快乐，戒毒就有多痛苦。寻求快乐和逃避痛苦相比，后者更占心理优势，所以思维能力正常的人会选择不吸毒，而瘾君子们在清醒的状态下更是渴望戒毒。

常见的戒毒方法包括：第一，强制戒毒，硬性停掉毒品，任由戒断症状自然发展、自然消退。通常戒断症状在1～3天内达到高峰，熬过3天后症状逐渐好转，7～10天后症状基本消失。这种戒毒方法适用于吸毒时间短、毒瘾轻、毅力强的吸毒者，对老弱病残、毒瘾深的人可能会危及生命。第二，药物替代，用美沙酮等成瘾性较弱的药物逐步替代海洛因等毒品，并不断减少药物剂量，待毒瘾减弱后再停药。这种治疗需要21～180天，有些病人需长期甚至终身用药。第三，手术治疗。吸毒成瘾的人，脑内会形成毒品依赖的"病理性犒赏中枢"，在脑磁图等功能性定位设备上表现为与吸毒相关的"异常活动"，类似于病人的"病灶"。只要在极其精确的定位下，摧毁毒品依赖的"病理性犒赏中枢"，或阻断与之相联系的神经纤维、破坏"毒瘾环路"，就能达到戒毒的目的。手术的效果立竿见影，但是可能存在后遗症，如病人的性格和智商出现较大改变。

以上方法并不能保证吸毒者百分之百地戒掉毒品，戒毒成功的人，即便他们在一段时间里确实不再依赖毒品，但是漫长的人生里始终存在复吸的可能。据资料统计，世界各国的复吸率都很高，如美国为 90% 以上，德国为 80% 以上，新加坡为 70%～80%，我国的复吸率也达到 80% 以上。这里面既有毒品本身的致命诱惑，也有家庭和社会对吸毒者的歧视，使他们再次投入毒品的怀抱。

看到这一连串的数字，我想，没有人真的愿意吸毒，就像没有人真的愿意沉沦。之所以明知故犯，欲罢不能，就是因为在我们的神经系统里，始终存在着一股无形的力量推着我们前进——寻找快感，追求快乐。

追求什么样的快感？是一时的强烈快感，还是可持续的快感？前者指向吸毒、酗酒、网络成瘾、赌博、暴力、色情、购物狂。后者指向正当的兴趣爱好，合理使用我们的感官。

怎样追求快感？是为了一时的快感甘冒巨大的风险，还是为了可持续的快感忍受暂时的艰苦（很多心理学家认为延迟满足是成功人士最重要的心理素质之一）？前者指向今朝有酒今朝醉的及时行乐，后者指向苦尽甘来的幸福人生。

我的身边没有吸毒的人——虽然实验室里备有毒品（用作麻醉剂），但是有各种对某些事物成瘾的人。连我自己，有时也会对某一事物如痴如醉，仿佛着了迷一般。

我喜欢明末才子袁枚的一段话："余观世上语言无味面目可憎之人，皆无癖之人耳。若真有所癖，将沉湎酣溺，性命死生以之，何暇及钱奴宦贾之事。"这里说的无癖，就是没瘾，对什么都没瘾，对什么都不感兴趣，活着该是多么枯燥乏味的事。

一定程度的"瘾"是正常的。只要不是有毒的瘾、过度的瘾，就不会迷失自我。

《门徒》——这个具有宗教色彩的片名，仿佛在说：我们渴望快乐，没有烦恼，没有空虚和孤独。要是有什么能带领我们达到那个境地，我们便心甘情愿地做了门徒——或者是罪的门徒，或者是义的门徒，或者是天使，或者是魔鬼，我们都在漫漫旅途中不断地行走，走着走着就成了不一样的人生……

眺望远方，是谁在冥冥中牵引？

谁值得我终身追随，做一个不悔的门徒？

我想我已经知道答案。

8 大脑中的相对论

电影《星际穿越》

在并不遥远的未来，地球上沙尘暴肆虐，农作物相继灭绝。宇航员库珀奉命穿越银河系去寻找适合人类生存的星球，旅行之前，他和女儿墨菲约定，会在女儿长到和他一样大的时候重返地球。

然而，当他驾驶宇宙飞船进入土星附近的虫洞时，却发现虫洞内的时间受到强大引力场的作用而超速运转。这里的一个小时相当于地球上的七年！无论他如何追赶，都无法实现当初对女儿的承诺。茫茫太空，他又如何赶在女儿的有生之年再见一面？

这部壮丽的星际史诗中，不断涌现出时间的概念。物理学的方程式和高深莫测的对白让观众觉得时间真的会变，甚至可以倒流回最初的起点。我不能从物理学的角度来论证这一点，但是，从脑科学的角度看，显而易见的是——时间是不存在的，它只是我们头脑中的一个概念。

我们活在当下。

当下一秒是存在的，之前的一秒已经不存在，未来的一秒尚未存在。

时间连接过去与未来，在存在与不存在之间建起关联，其本身并不是客观地存在。

如果时间和金木水火土这些物质一样存在，那它一定

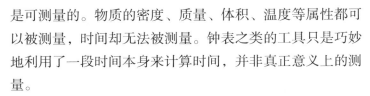

是可测量的。物质的密度、质量、体积、温度等属性都可以被测量，时间却无法被测量。钟表之类的工具只是巧妙地利用了一段时间本身来计算时间，并非真正意义上的测量。

时间也无法被感知。我们的感官能够接受声、光、温度、化学、压力等形式的外界刺激，并转变成神经冲动被大脑感知。但是没有一种感受器专门用来感受时间，对时间进行换能和信号传递。我们之所以有时间的观念，那是因为记忆把事物发生的前后进行了排序。人脑对事物发生的过程以及其前后顺序的度量，产生了时间。

既然时间不存在，它就无法被改变。

爱因斯坦的相对论说的是：观察者在不同的相对速度或不同时空结构的计量点，所计量到时间的流逝是不同的。

是计量到的结果不同，而不是时间本身在改变。

假如时间真的可以改变，甚至逆转，一个人可以回到过去的某个时刻和另一个自己相遇，这个世界就真乱套了。因与果、生与死、存在与不存在都可以颠倒，我们这个世界全部的逻辑都要崩溃。

那么，时间有没有可能被压缩呢？就好像你我觉得有时候时间过得慢些，有时候时间过得快些。

爱因斯坦曾经用一个通俗的例子来解释相对论："如果你在一个漂亮的姑娘身旁坐一个小时，你只觉得坐了片刻；反之，你如果坐在一个热火炉上，片刻就像一个小时。"

这不像一个物理学家的解释，倒像一个心理学家的解释，或者中国的禅宗也有异曲同工之妙，他们会告诉你：改变的不是事物本身，而是你的感觉，你的心。

人处在一种身心合一的状态下，往往感觉不到时间的变化。这是一种非常奇妙的体验，也被称作一种"心流"状态，这时人的注意力高度集中，感到无比充实与圆满，忘却了自身的存在，也忘却了时间。高僧大德们在冥想静坐时有这种体验；普通人打麻将酣畅淋漓时也有这种体验，总之，你觉得时间过得快，是因为你根本没有在意时间。

这种"时间变快"是我们愿意接受的，另一种时间变快却令人感叹。2014 年春晚上唱红的一首歌《时间都去哪儿了》，引起许多父母的共鸣。"时间都去哪儿了，还没好好感受年轻就老了，生儿养女一辈子，满脑子都是孩子哭了笑了。时间都去哪儿了，还没好好看看你眼睛就花了，柴米油盐半辈子，转眼就只剩下满脸的皱纹了。"这里面既有亲情的告白，也透着忧伤和无奈。有多少父母浸泡在日复一日的生活琐事里，只关注孩子的成长而忽略了自我的丰富。当他们回忆往事，却没有多少刻骨铭心的往事，于是觉得时光飞逝。

如果，你觉得时间越来越快，不如找个本子记下新的一年的梦想，然后逐步加以实践，年终积成厚厚的影集或日记，那么这一年就相对比较长了。

我们希望时间慢走，青春永驻。《星际穿越》中的库珀却恰恰相反。

库珀重返地球时几乎和出发的时候一样年轻，而地球上的人都老去了。如果这件事真的发生，是库珀在失重的条件下代谢发生了异常，衰老变得极其缓慢，而不是时间在他的身上真的变慢了。

如果说库珀感觉自己在太空中停留了短短的十几个小时，回来却发现地球上过了几十年。是库珀的神经系统也变得和常人不一样，随着参照体系的改变，他对时间的认知也出现了变化。

库珀在太空活着的每一个时间，他的女儿墨菲在地球上活着，他们在同一个时间。你可以把库珀的时间和墨菲的时间无限细分，它们依然一一对应，这就是时间的神奇之处：它可以是无限小，无始无终，一往无前，刹那生灭。

说了这么多，不知大家是否赞同——时间是个抽象的概念，时间的快慢是个相对的概念。

岂独时间，人脑对事物的感知和认知都是相对的。从具体的饥与饱、冷与暖、轻与重、明与暗，到抽象的善与恶、美与丑、爱与恨，好与坏……大脑通常把某种常态设定为中点，把偏离常态的与常态比较而得出两极。

因为我们都生活在同一个地球上，所以，不同个体的大脑对某一件事物的判断存在相似性。也因为我们分散在地球的某一个角落，所以，不同个体的大脑对某一件事物的判断存在差异。能够承认这一点，至少可以保证我们不把自己的观点强加于人，能够设身处地想想另一种价值观的可能性。

有一个关于相对与绝对的故事。学生问某哲学教授："教授，听说您认为这个世界一切真理都是相对的，没有绝对真理存在。是这样吗？"教授想了想，说："是，也不是。"

听起来像一个笑话，却令我对该教授肃然起敬，他不折不扣地执行了自己的理论。

绝对是相对于相对而存在，在人类认知的尽头，有一个真理，就是绝对真理。无数人为了证实绝对真理献出生命，而我们只能无限接近。

《星际穿越》中，反复引用了狄兰·托马斯的诗句，就好像为整个人类在宇宙的旅行发出悲壮的预言。"不要温顺地走进这个良夜，激情不能被消沉的暮色淹没。咆哮吧，咆哮，痛斥那光的退缩。智者在临终的时候对黑暗妥协，是因为他们的语言已黯然失色。他们也不想被夜色迷惑。咆哮吧，咆哮，痛斥那光的退缩……"

库珀在光明与黑暗、希望与绝望之间游走。他的使命是拯救人类，使人类的种族繁衍下去。这一使命的完成有两套方案：A 计划，找到适合人类生存的星球之后回家，从地球上带一部分人类迁徙到遥远的星球；B 计划，时间不允许库珀重返地球，他将一批人类的受精卵带到适合人类生存的星球上，受精卵在合适的时机开始孵化……

两者都拯救了人类。从物种的角度说，效果几乎是一模一样的。

但是从情感的层面来说，真实的人类相对于受精卵更接近我们对人的理解、体验和盼望。很难想象，一个人会放弃了拯救自己的孩子去拯救一批受精卵，这是人性的局限，还是人性的精髓？

人性，在两难中抉择。

我们只能选择在我们的视线里相对更美好的那一个。

9 "永不消逝"的脑电波

电影《源代码》

科幻电影《源代码》中，飞行员科特的脑电波附着在死难者肖恩的神经回路里，重现肖恩搭乘的列车爆炸前8分钟的场景。科特仿佛身临其境，和列车上的乘客对话，调查和追踪恐怖分子，8分钟后，他经历爆炸如梦初醒，脑电波把情报传递给实验人员。然后，仪器把科特的脑电波重新发送回肖恩的记忆里，他继续执行任务直到彻底粉碎恐怖分子的作案计划。

抛开"时光交错"的部分不说，脑电波真的可以和电磁波一样来去自如，钻入另一个人的颅内，像发报机那样源源不断地将其头脑中的信息传达出来吗？要解释这个问题，我们首先看看什么是脑电波。

一切细胞的兴奋都是一种电位变化，脑细胞也不例外。当大脑兴奋的时候，数以亿计的脑细胞会出现电位变化，这些电位变化通过体液、皮肤传递到体表，被仪器放大并记录下来，就是脑电波。

脑电波是大脑整体兴奋状态的一种反映。它的原理很像心电图，但波形不像心电图那么有规律，而是看似杂乱无章、毛毛糙糙的一条曲线。通常，脑电波按其频率和振幅归纳成四种类型：δ 波，频率低，振幅大，睡眠的时候才能记录到；θ 波，频率较低，振幅较大，成人困倦的时候出现；α波，频率较高，振幅较小，在清醒安静的时候出现；β波，频率最高，振幅最小，在受到声光刺激或思考问题时出现。

我们不难发现，人越是清醒、思维越是活跃，脑电波的频率就越高、振幅就越小。这是因为大脑皮质的兴奋越强，神经元彼此之间的放电频率越不容易同步，波形看起来"抖动"得越厉害。

目前，脑电波可用于某些疾病的诊断，癫痫、脑外伤、脑肿瘤、脑血管病的患者可能出现脑电图异常，例如出现高而尖锐的棘波。脑电波也可用于科学研究，反映大脑整体的兴奋状态，但不能被破译成反映人类思维的代码。

为什么现代技术下的脑电波不能成为《源代码》中破解思维的代码呢？

首先，脑电波是数以亿计的神经元兴奋形成的波形叠加。每时每刻，大脑要维持基本的生命活动和姿势，都有大量的神经元在兴奋。负责思维的神经元只占到所有神经元中很小的比例，它们的波形和其他神经元的波形复合在一起，很难区分。

打一个比方，脑电波的图形就像一张剪纸，只能看清大致的轮廓，如果让你从中推敲面部的细节，真是勉为其难。

如果脑电波的测量和分析技术获得极大的进展，我们可以尝试这样一个实验：令受试者默想"公主"，脑电波监测到34661190300号神经元兴奋；令受试者默想"阳台"，脑电波监测到93776278993号神经元兴奋；令受试者默想"梳头"，脑电波监测到 17389223667 号神经元兴奋……有一天，让受试者自由思考，脑电波监测到 34661190300 号神经元、93776278993 号神经元、17389223667 号神经元几乎同时兴奋，我们推测此时受试者大脑中浮现的思绪是："公主在阳台上梳头"。

这是非常理想化的假设，实际情况远远复杂得多——就好比我们把三颗沙子染上颜色，投入沙堆之中，再要把它们找出来。

其次，即便我们拿到人脑中的"源代码"，受试者 A 的"源代码"，却不能用在受试者 B 的身上。

风吹杨柳，杨柳时刻在动，大脑受内外界环境的影响不断形成新的神经回路。哪怕是同卵双生的双胞胎，成长的环境基本一样，他们的神经回路也不会是一模一样的。

用 A 的"源代码"去破译 B 的大脑，我们获得的只能是一堆毫无关联的思维碎片。

用 A 的"源代码"去破译 10 年后的 A 的大脑，也同样错误百出。

甚至，用 A 的"源代码"去破译 1 分钟后的 A 的大脑，都已经发生了偏差。

"源代码"测量起来无比繁琐，使用起来非常短暂，使它不太可能成为未来科学发展的趋势。这样也好，没有人能轻而易举地从我们的头脑中窃取情报了。

脑电波不能像电报密码那样泄露大脑的机密，会不会在人群之中相互影响呢？我们常听说"心有灵犀"、"心电感应"之类的灵异现象，会不会和脑电波有关呢？

脑电波和我们通常说的无线电波、微波、X 射线、伽马射线等电磁波有很大的差别，它的能量很低，传播过程中很快地衰减。脑电波测量的时候，必须将电极紧贴在头皮表面，并涂上导电液，这样才能收集到微弱的电信号。这种电信号到了空气里会很快地消失，根本不可能远距离传播。

假如脑电波可以远距离地传播，我们的心电、肌电也可以远距离地传播，人群密集之处会充满了各式各样的生物电磁场，以致干扰我们的生物节律和手机信号，但是这种情况从未发生过。

一个人的脑电波不可能影响到另一个人，哪怕近在咫尺，你就是想破了脑袋对方也不会知道——除非你事先给予暗示。"心有灵犀"、"心电感应"如果不是纯属巧合，很可能和心理暗示有关，或许还有更复杂的心理生理因素参与其间，但是目前没有科学报道认为其与脑电波有关。

有人担心自己的脑电波受到他人的控制。你可以站在电线杆下感受一下，有没有异常的感觉？没有。大脑接收信息必须通过感受器换能，而不是直接感受电磁辐射。超级强大的电磁场会对人脑造成伤害，普通电磁场不可能对人脑造成影响。

如果脑电波能互相影响，人类的历史都要改写。人类之所以爆发战争、口诛笔伐、勾心斗角，就是因为个体的大脑不能相通。否则，通过脑电波就把问题给解决了，发生灾难时大家聚在一起开动"集体的智慧"，像"阿凡达"人一样不分彼此、息息相通。

脑电波可以在死后继续存在吗？

《源代码》的台词中说：电灯熄灭之后它的光晕还会

留存，人死之后脑电波在一段时间内还会存在。是这样吗？那要看如何界定死亡了，假如是心肺死，脑还没有死，脑细胞还在兴奋，脑电波当然会继续存在。假如是脑死亡，则是以脑电波是否存在为标准的，脑电波完全变成直线，说明所有脑细胞全部偃旗息鼓。

脑电波不可能像心电图那样"起死回生"——经常有心搏骤停的病人经过抢救心跳恢复了，但是脑电波一旦消失，就意味着不可逆的、彻底的脑细胞全体坏死，再无恢复的可能。脑电波消失的病人可以通过呼吸机、体外循环等措施维持"生命"，但是永远不可能醒来。

脑电波变成一条直线是令人悲伤的事。无论多么聪慧的大脑，在此之后都不再闪现智慧的火花。对这个世界而言，一个有灵性的生命体已经消失……

但是我想说，这个生命如果蓬勃地生活过，他（她）一定会以某种方式继续存在下去。他（她）说过的话、写过的字、创造过的作品、思索过的命题，会通过各种形式在人海中传播，在另一颗大脑里激起相似的思想火花……也许是会心一笑，也许是大彻大悟，也许是继续思考。他（她）不再以肉体的方式存在，代之以精神的方式存在。从这个意义上说，有些人并未真正死去，人世间永远流传着从冥冥中来的、永不消逝的脑电波。

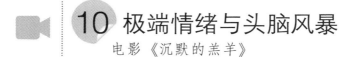

10 极端情绪与头脑风暴

电影《沉默的羔羊》

　　《沉默的羔羊》改编自托马斯·哈里斯同名小说，讲述的是实习特工克拉丽斯为了追寻杀人狂"野牛比尔"的线索，前往一所监狱访问精神病专家汉尼拔博士，汉尼拔给克拉丽斯提供了线索，最终克拉丽斯找到了野牛比尔，并将其击毙。

　　片中的汉尼拔博士是个智商极高、思维敏捷但心理高度变态的中年男子，并且是个食人狂魔。作为一名精神分析学家，汉尼拔以弗洛伊德的精神分析疗法，一步步引出克拉丽斯童年的阴影，直面鲜血淋漓的创伤性情景，使她有第二次机会去拯救那只待宰的羔羊，克服悲惨童年所带来的创伤。

　　尽管汉尼拔对克拉丽斯心存怜惜，但对其他人依然残忍。他趁人不备，用圆珠笔的金属丝打开了手镣，杀死两名警察后伪装成临死的警察成功逃脱。在击毙野牛比尔的庆功会上，他打电话给克拉丽斯表示祝贺，然后戴着墨镜，悄无声息地进入人流，去寻找新的猎物。

　　汉尼拔冷血无情，杀人时面不改色。野牛比尔疯狂变态，杀人时如同游戏。正常人却不是这样。当克拉丽斯在阴森的地下室杀死比尔，她呼吸急促、剧烈，镜头里黑乎乎的什么也看不见，只能听见她紧张、恐惧、压抑的呼吸声。

无论出于正义或邪恶而杀人，杀人通常伴随着极端的情绪体验。或者说，仅仅有杀人动机是不够的，当情绪激烈到一定的程度，才有杀人的勇气。战士们奋勇杀敌，需要猎猎红旗、激昂号角燃起心中的火焰。"激情杀人"者，没有预谋，只是一时情绪失控而将对方毁灭。著名的药家鑫事件中，罪犯是因为一时的"害怕"、"想不开"、"情绪冲动"而痛下杀手。

情绪如暴风闪电，它的本质是什么呢？从科学的角度看，情绪是脑的高级机能。不仅人有情绪，动物也有情绪，不过人的情绪来得更加丰富、强烈、复杂。动物无法驾驭情绪，人可以通过理智控制情绪，这也是人不同于其他动物的特征之一。

通常，人类具有快乐、愤怒、恐惧、悲哀、惊奇、厌恶这6种基本情绪，还有嫉妒、惭愧、羞耻、自责、自豪等复杂情绪。情绪本身并没有好坏之分，任何一种情绪过度或不当都会造成不良的后果，任何一种情绪把握恰当都是对环境的适应和人格的提升。

情绪如何产生？1878年，法国神经学家布罗卡发现，哺乳动物大脑内侧表面有一组与周围皮质截然不同的结构，围绕脑干形成一个环，布罗卡将其命名为边缘叶。边缘叶与情绪密切相关，刺激或破坏边缘叶将引起人或动物的情绪异常。后来，心理学家麦克林把边缘叶以及一些邻近的神经核团统称为边缘系统。

边缘系统包括扣带回、眶回、胼胝体下回、梨状区、海马回、杏仁核、隔区、下丘脑、乳头体等大脑部分和神经核团，其中又以杏仁核和情绪的关系最为密切。电刺激杏仁核的某些部位会引起快感，如果在这里安装电极，动物会主动按压电极开关寻找刺激，即便被电晕也在所不惜。电刺激杏仁核的另一些部位，动物会显得非常惊恐，全身的毛竖起，并发生攻击行为。

临床上有类似的病例。美国男士吕勃斯平日里温文尔雅，对妻子也很关心，可是不知为什么，他渐渐变得喜怒无常，经常殴打妻子，有一次差点把妻子打死。他被送上法庭，加州大学的蒂潘博士对他做了检查，脑成像的检查结果发现，他的颅内长了一个相当大的肿瘤，严重压迫杏仁核和海马。手术摘除肿瘤以后，他就完全改变了火爆脾气，和妻子恩爱如初。

杏仁核的反应源于外界刺激，日常生活中，它常常被感觉的传入冲动激活。比如说，一个人看见了一条响尾蛇，这个视觉信息向大脑皮质传递的过程中，一方面上传到视皮质引起视觉，并进一步通过大脑皮质联合区引起认知；另一方面上传到杏仁核引起情绪，杏仁核也接受来自视皮质和大脑皮质联合区的信号输入。对于一个婴儿来说，响尾蛇不一定让他感到恐惧（当然也有可能恐惧，祖先的记忆以某种形式定格在我们的脑中）。对于一个成年人来说，如果他知道响尾蛇有毒，如果他看见别人被毒蛇咬过，他就会感到恐惧。

人在恐惧的时候，会出现一系列生理现象，如血压升高、呼吸急促，随时准备进行攻击或逃跑。19 世纪时，美国的心理学家威廉·詹姆斯认为，人是先有心理反应，再出现恐惧的心理感受。按这个理论，如果你可以表现得不害怕，你就可以真的不感到害怕。影片《007》中的詹姆斯·邦德遇见绝境总是微微一笑，这一笑就阻断了恐惧的产生。

20世纪的美国生理学家坎农不同意詹姆斯的观点，他认为，恐惧的心理感受是先于生理反应发生的，并且两者之间不存在必然联系。比如一些高位截瘫的患者，并不表现出恐惧的生理反应，但是依然存在恐惧的心理感受。

坎农的观点更符合事实，不过值得一提的是，身心原本是互联互动的，你也可以通过控制恐惧的生理反应来减轻恐惧的心理反应。比如，面对危险，即使笑不出来，也要深呼吸或大喊一声，这样就不会感觉到那么恐惧。

现实中，有些人可以很好地控制自己的情绪，有些人却经常处于情绪失控的状态。这关乎更高一级的脑功能——通过理性的思考影响杏仁核的活动。

史书记载，孔子有一次来到宋国，刚好碰上匡简子要杀阳虎，孔子和阳虎长得很像，士兵们误把孔子当作阳虎，把孔子所住的房舍团团围住。孔子照样弹琴唱歌，弟子们问他为什么不怕，他说："天之未丧斯文也，匡人其如予何？"（如果天意不欲丧失斯文，匡人能把我怎样呀？）孔子的豁达已经超越了理性，达到天人合一的境界。既然天人合一，死亡也并非终点，那又有什么可惧怕的呢？

诺贝尔文学奖得主赫曼赫塞说："痛苦让你觉得苦恼的，只是因为你惧怕它、责怪它；痛苦会紧追你不舍，是因为你想逃离它。所以，你不可逃避，不可责怪，不可惧怕。"面对不良情绪，要能够及时发现和调节，当你能够去观察、思考你的情绪，你就不再深陷其中。

对情绪的管理可以分为 What—Why—How 三个步骤：

What：我现在有什么情绪？情绪没有好坏之分，只要是我们真实的感受，我们都要学习正视并接受它。只有认清我们的情绪，允许不良情绪的存在（接纳自我的阴暗面），才有机会掌握情绪。

Why：我为什么会有这种情绪？我为什么生气？我为什么难过？我为什么觉得挫折无助？找出原因我们才知道这样的反应是否正常，才能对症下药。

How：如何有效处理情绪？也许可以通过深呼吸、肌肉松弛法、静坐冥想、运动、到郊外走走、听音乐等来让心情平静，也许可以通过大哭一场、找人聊聊、涂鸦、用笔抒情等方式，来宣泄一下或者换个乐观的想法来改变心情。更进一步的，就是通过行为解决问题，使痛苦得到升华。

情绪关乎我们每一天的生活质量，管理情绪是每个人的必修课。尤其要防止情绪过于剧烈，做到"乐而不淫，哀而不伤"。

蝴蝶拍拍翅膀，头脑卷起风暴……下一次风暴再来，让我们睁大双眼，看见暴风之外不变的蓝天。

11 到底谁被谁催眠

电影《催眠大师》

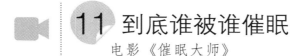

《催眠大师》中，徐瑞宁是一位成功的心理治疗师，有一天，他的诊所里来了一位特殊的病人任小妍。任小妍声称自己能够看到已经死去的人，徐瑞宁听后不以为然，但任小妍解释自己根本没有心理疾病，她所看到的都是真实的。徐瑞宁采用催眠疗法对任小妍进行治疗。当任小妍成功进入催眠状态后，徐瑞宁想要找出任小妍的心理阴影，却不曾想自己被带入了一个可怕的陷阱。

观看这部电影的观众想必都对催眠感到好奇。究竟什么是催眠？催眠就是让人在放松与专注的状态下，通过心理暗示去完成某种目标的过程。与其说催眠像一场睡眠，不如说催眠像一场白日梦，被催眠者看似恍恍惚惚，却全身心沉浸在某个场景之中，和潜意识窃窃私语。

为什么要进入恍惚状态？因为清醒的状态下，我们的注意力容易被外部环境吸引，不能专注于自己的内心，我们的意识会对潜意识加以修饰，使我们无法接触潜意识中深层的自我。而催眠，恰好可以令我们从日常的纷扰中解放出来，摘下面具，坦诚相见。

徐瑞宁第一次对任小妍进行催眠，任小妍并不配合。徐瑞宁掏出怀表——这是催眠师常用的道具，任小妍不屑地一笑，徐瑞宁神情窘迫，怀表失手落在了地上。任小妍低头去捡，就在这一瞬间，她解除了防备，昏沉如梦，恍惚回到木棉花开的童年。

这种宛如"灵魂出窍"、"时空漂移"的深度催眠，只有 30% 的人能够达到，前提是和专业的催眠师建立了相当的信任，乐意接受催眠师的各种暗示。如果受试者不配合，催眠师很难使其进入深度催眠状态，更不用说在很短的时间里完成。

徐瑞宁对任小妍的第二次催眠，是让她在清醒状态下回忆童年往事——她不愿面对的被遗弃的事实。这些记忆在平日里已经被完全地封存、篡改，连本人也无法相信。可是这些记忆并未消失，而是埋藏在潜意识的深处，像全息电影一样存在着。

追根溯源，唤醒记忆——这也是催眠重要的作用之一。弗洛伊德的精神分析疗法曾利用催眠来寻找病人的童年阴影和心理创伤。可惜的是，弗洛伊德对催眠的操作不是很成功，大约只有十分之一的病人能进入他所预期的催眠状态，这使他最终放弃了催眠，转而研究自由联想和梦的解析。

徐瑞宁对任小妍的第三次催眠，使任小妍"看见"了自己的葬礼以及死去的未婚夫。徐瑞宁向她灌输"这个世界上根本没有鬼，死了的人无法活过来"的催眠指令，却失败了。他忽然醒悟，任小妍反反复复地看见"鬼"，是因为她想要看见"鬼"——她在孤儿院里相知相识的未婚夫。她完全可以是一个正常人，但是她不想正常。而任小妍的未婚夫的死，竟是徐瑞宁酒后驾车一手造成的。剧情自此急转直下，徐瑞宁才是真正需要催眠的病人。一次醉驾使他失去了妻子和朋友，他表面从容自若，内心隐藏着深深的恐惧和懊悔，以致在精神恍惚中用自残来寻求解脱。

"失去最真心的甜蜜，曾经拥有就更椎心，只要一闭上了眼睛，旋落回忆的魔境。真相太苦只能半醒，温柔篡改残酷记忆。谁也不能释放我，除了我自己……"

最终，任小妍借着徐瑞宁妻子的口吻说："我原谅你了，不要再折磨自己了。"然而徐瑞宁的灵魂是否得到安宁，只有他自己知道。

《催眠大师》可以让观众对神秘的催眠增加一些感性认识。当你真的走近催眠，会发现催眠其实并不神秘，也不罕见，而是时时刻刻在发生的。

日常生活中，我们通常把催眠分为自我催眠和他人催眠。

某天早上睁开双眼，你对自己说："今天精神不错，可以顺利完成一天的工作，并且和身边的人相处愉快。"这一天过得比平常更顺利，你超额完成了任务，还和一个发生过误会的朋友捐弃前嫌，和好如初。另外的某一天，你醒来时有种不祥的预感，好像要发生什么倒霉事。结果这一天愁眉不展、效率低下，还因为工作上的纰漏被领导批评了一顿。

你也许会说，这不就是暗示吗？没错，这就是暗示。积极的自我催眠，就是利用"肯定暗示"促使潜意识活动，从而达到治愈疾病、调节身心的目的。

他人催眠可以来自心理治疗师或其他能够"感化"你的人。以我自己为例，我曾参加一场培训，培训师要求在场的每一个人徒手劈开一块 1.5 厘米厚的木板。这在很多人眼里是不可能完成的任务，但是经过培训师的鼓励、示范、讲解，每个人都徒手劈开了这块木板，包括几个看起来弱不禁风的女生。可见每个人都拥有着强大的潜能，只是自己不知道。

更有趣的例子来自广告。例如，某品牌的沐浴露宣称可以洗去我们的疲劳和烦恼，让我们焕然一新，处处受欢迎，尤其给异性留下美好的印象……你信了，买了，脑海里时常浮现广告画面，主人公换成自己，不知不觉中会越来越神采飞扬、充满魅力。

《催眠大师》中，徐瑞宁有点戏谑地说："研究清醒催眠的人后来都去做广告了。"问题是，现代人沉迷在广告所激发的购物快感中，买了一大堆东西，为什么并没有活得那么幸福潇洒呢？因为理性和事实告诉我们：广告太虚假了，太夸张了，它只能催眠得让我们忽然充满了购买的欲望，买到和使用之后，我们失去了信心，就不再被催眠了。

由此可见，催眠最重要的条件，就是信心。

我们可以通过催眠录音、催眠书籍来增加自我催眠的技巧，然而催眠是否成功，信心是最关键的因素。同样，我们能否被他人催眠，信心也是最关键的因素。信心实在是宇宙中很奇妙的事，请看下面两个真实的案例。

1919 年，在美国一个农场，一场凶猛的脊髓灰质炎（俗称小儿麻痹症）袭击了一个 17 岁少年，令他全身陷入瘫痪，除说话和动眼外不能做任何事。少年的妈妈请来了三名医生，他们都对她说，没有指望了，你的儿子永远站不起来了。妈妈和一名护士悉心照料他，护士还发明了一种办法，采用一连串的热敷、按摩和移动瘫痪的四肢刺激他的身体。这个少年非常坚强，他不断想象儿时摘苹果的画面，用尽全力调动每一丝肌肉去摘苹果。渐渐地，他的手指能动了，再后来，他的手臂能动了，几年之后，他不仅站了起来，还在一个夏天，靠一叶独木舟、简单的粮食和露营设备以及一点点钱，畅游了密西西比河。

这个少年名叫米尔顿·埃里克森，他后来成为催眠治疗大师，也被认为是短程策略心理治疗的鼻祖。

第二个案例发生在中国唐朝。唐玄奘西行取经，在沙漠中迷路，四天四夜滴水未进。他默诵《心经》，凭着拯救苍生的意愿，硬是熬到了第五天，夜晚，天边吹来了凉风，奄奄一息的老马站立起来，驮着他循着风中的水气找到了水源。

有关催眠的神奇故事还有很多，这个世界上数不清的意识形态、宗教信仰，或多或少像一场催眠。

关键是：你相信吗？

但愿你相信，并且被一切美好的事物催眠。

12 智商报告的含金量

电影《阿甘正传》

《阿甘正传》是一部经典的励志电影，它告诉人们：哪怕你的智商只有 75，你也可以成为战斗英雄、商界精英、精神领袖、知心爱人。智商 75，和弱智的标准（70）只有 5 分之隔。可怜的阿甘从小被人嘲笑，被坏孩子欺负，但是这并不影响他成为男子汉。无论对待什么事情，他一念执著，心无旁骛，并且最终获得了命运的垂青。

他深爱的女友珍妮，错就错在太聪明了。她想要与众不同、出人头地，想要尝试新鲜的事物——包括毒品和同样有毒的爱情。她未必不爱阿甘，但是嫁给别人眼里的傻子，始终心有不甘吧？直到像蒲公英一样漂泊得支离破碎，她才回到了阿甘的身边，留给他一个小阿甘之后匆匆离去。

智商报告来自智商测量。世界上第一次智商测量发生在 1905 年，使用的是法国心理学家比奈·西蒙制作的智力量表。发展到现在，已经有几十种不同的智力测试，其中使用最为广泛的是美国心理学家韦克斯勒编制的智力量表，它包括十一个项目，分别是常识、理解、算术、类同、记忆、字词、图像、积木、排列、拼图、符号，完成整个测验大约需要 1 小时。

智商测量的得分，将主体受试者的平均智商设定为

100，在此基础上评价每个受试者的智商。根据统计，一半人口的智商介于 90～110，其中智商在 90～100 和 100～110 的人各占 25%。智商在 110～120 的人占 14.5%，智商在 120～130 的人占 7%，智商在 130～140 的人占 3%，还有 0.5% 的人智商在 140 以上。另有 25% 的人智商在 90 以下。不同性别、星座、血型的人的智商，并无明显的差异，而且智商并非完全由先天决定，后天的培养同样至关重要。

智商超过 120 的人，我们称之为智力超常者，智商超过 140 的人堪称天才。人人都希望自己是天才，而不愿意当傻瓜。那么，智商高的天才真的比常人更成功、更幸福吗？我们来看看社会学调查的报告。

2006 年，英国北爱尔兰大学的心理学家理查德·林恩教授出版了名为《种族智力的差异：一种进化分析》的书，总结出不同地区人种智商的差异排位，并据此绘制了智商世界地图。在林恩教授绘制的智商世界地图上，东亚人（包括中国人、日本人、朝鲜人）拥有全世界最高的平均智商，平均值为 105。而之后排位是欧洲人 100，爱斯基摩人 91，东南亚人 87，美洲本土印第安人 87，太平洋诸岛原住民 85，南亚及北非人 84，撒哈拉沙漠以南的非洲人 67，澳大利亚原住民 62。人种智商最低的地区是南非沙漠高原的丛林人和刚果雨林地区的俾格米人，平均智商为 54。

联想到当今世界经济最繁荣、科技最先进的地区集中在欧美和东亚，而最贫困、落后的地区在非洲，我们不得不承认智商确实在推动社会进步、促进个人发展中发挥着举足轻重的作用。某些地区人种的平均智商落后是由多种原因造成的，比如气候温润，使当地人只需要采集野果就能生存，不需要花很多心思纺纱织布和建筑房屋，自然就懒得动脑子。而在寒冷、自然环境复杂的地区，那样的人就会饿死冻死，聪明的人才能生存下来。

那么，在同一个种群中，是不是相对聪明的人就会更成功、更幸福呢？美国曾对 7403 名受试者进行智商与财富之间关系的调查，发现智商每增加 1 分，平均每年多收入 426 美元。但是，智商和财富之间没有显著的线性关系，而是呈现复杂的二次函数关系，这意味着很多智商高的人容易陷入经济的困境，如无力支付账单、信用卡超限，甚至破产。研究者认为，智商不是决定经济成功的主要因素，各种心理因素如对风险的承受能力、延迟满足能力和个人动机水平等非智力因素都是影响经济成功的重要因素。换用目前比较流行的说法，成功是由 20% 的智商和 80% 的情商决定的。

主观幸福感和智商之间亦缺乏线性关系。不少智商高的人看破红尘、心灰意冷，智商低的人反而成天乐呵呵的。不过，也没有数据表明智商低的人幸福感就更强。

看了上述事例，我想，大多数人还是希望自己更聪明一点吧？最好是高智商加上高情商，那真是天下无敌，所向披靡。

这是可以办到的。

成年人的大脑也具有可塑性，智商并非一成不变。多吃健脑食品、合理作息和锻炼，可以使智商增加 10% ～ 15%。健脑食品包括蛋类、鱼虾贝类、鸡肉、牛肉、动物肝肾、金针菇、白木耳、核桃、花生、豆类、小米等。在平衡膳食的基础上，适当多吃这类食物，可以为大脑提供更加充足的养料。合理作息就是要保证良好的睡眠，睡眠是大脑一种主动的休息，尤其在快波睡眠时脑细胞的血流量增加，新陈代谢更加旺盛。适当的锻炼可以促进大脑中的神经递质的合成和分泌平衡，预防抑郁症之类的精神疾病。

情商的提高需要长期的修炼。这一点我们不妨向阿甘看齐。阿甘牢记着妈妈的话："生命就像一盒什锦巧克力，你不知道下一块是什么味道。"即便遭受打击，也要怀抱希望。阿甘这样的人，不可能割腕、跳楼，即便失去最心爱的人，咽下最苦的巧克力，还有下一块巧克力等待品尝，下一块的味道应该会好吧？

阿甘待人真诚守信，对妈妈敬爱有加、对朋友肝胆相照、对爱人始终如一。这是他人格中最闪光的部分，也是他收获亲情、友情和爱情的原因。人际交往中最大的障碍，就是太自私，太精明，什么好处都想自己得，把他人视为工具。所谓"天道忌巧"、"天道忌盈"，投机取巧的结果，往往是聪明反被聪明误。

阿甘善于发现生活中美好的一面，忽略丑陋的一面。珍妮躺在病床上问阿甘："你在越南的时候害怕过吗？"他说："我不知道。有时候雨停了，就有机会看到星星，这种感觉非常好。太阳下山前，在巴特湾，海上波光闪闪，像高山上的湖，湖水清澈，就像有两个天空，一个在上，一个在下。在沙漠中，当太阳升起，我分不出哪是天哪是地，真的很美丽。"对很多美国大兵来说，越战是一场梦魇，他们的脑海里只剩下残酷的战场、糟糕的天气、死亡的阴影、可怕的疾病，很多人患上了战争后遗症，有严重的心理问题，而阿甘的心里没有留下痛苦的印记，这段看似前言不搭后语的描述源于阿甘一贯的笨拙模式，又让人感叹阿甘面对磨难的态度竟是如此豁达、坦然！

阿甘身上还有很多优秀的品质：专注、善良、坚韧、勇敢、单纯……这些可以纳入情商的范畴，而和智商没有什么关系。

智商和情商（包括近年提出的灵商、哲商、导商等），我们不妨看作小智和大智。小智只能得意一时，大智才能提升我们的生命。

除了阿甘，还有很多智者可以成为我们生命的导师。这些人也许就在我们身边；也许在电视机和收音机里；也许他们已经离开了，却把智慧凝结成了文字、话语在人海中流传。在这个世界上，处处都有智慧的宝藏，也有幸福的人生等待开启。

上天慷慨地赐予每一个人独特的禀赋、丰富的情感、坚实的信念、自由的联想、学习的能力……这些就存在于我们脑中。它像一份宝贵的礼物，遗憾的是，有人把它深深地埋藏起来，因为害怕失去。

但愿我们开启大脑，活出精彩。但愿我们不辜负了你。

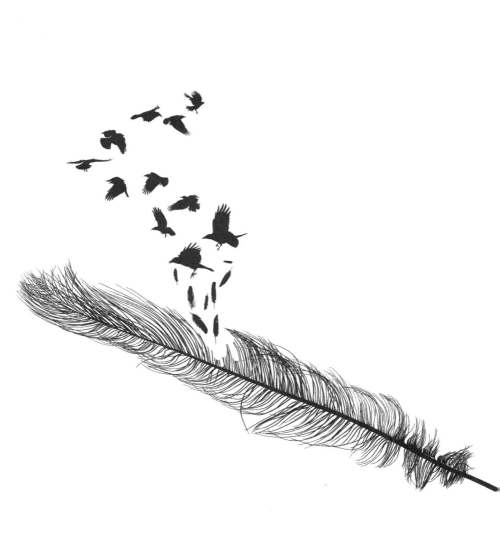

第 **2** 辑

大脑究竟怎么了

1 思绪轻轻关上门

电影《自闭历程》

　　《自闭历程》基于著名自闭症患者天宝·葛兰汀（Temple Grandin）的自传进行改编，由克莱尔·丹尼斯（Claire Danes）出演传记主人公，讲述她与众不同的成长经历。

　　天宝四岁时被医生诊断为自闭症，母亲尝试了多种方法，终于让天宝开口说话，但她不喜欢和陌生人交谈，更不喜欢发生身体接触。为了让天宝拥有正常人的生活，母亲忍痛送她去一所寄宿学校念书。在那里，天宝认识了开启她天赋大门的恩师卡洛克博士。在恩师的帮助下，天宝顺利考入了大学。

　　临上大学前的暑假，天宝来到姨妈家的农场度假，不知不觉对牲畜产生了浓厚的兴趣。在大学里，天宝制作"挤压机器"来平复自己的紧张情绪，其灵感来自她对牛的观察。毕业后，天宝从事畜牧业的研究，设计出更加安全的供牲畜消毒的水槽、供牲畜行走的弯道，设计出更为人道的减轻痛苦的屠宰方式……她是当今少数的牲畜处理设备设计、建造专家之一，在此领域发表过上百篇学术论文，并经常巡回各地发表演说。

　　《自闭历程》风格细腻真挚、纯朴动人，对那些有自闭症儿童的家庭来说，无异于一部福音。自闭症的发病率约为千分之一，近年有逐渐增高的趋势，这可能和评价标准有关——在没有出现"自闭症"这个名词之前，有些孩子仅仅被认为是性格孤僻。自闭症儿童的主要表现是：

1. 语言障碍，通常在 2~3 岁时仍然不会说话，或者随着年龄增长越来越沉默寡言。

2. 社会交往障碍，不喜欢和别人对视，表情贫乏，不愿和父母拥抱，对亲人缺乏依恋。

3. 兴趣范围狭窄，比如连续 1 小时盯着电风扇，而对正常儿童喜欢的玩具没有兴趣。

4. 刻板的行为模式，比如剪刀一定要放在桌子的固定位置，出门要走相同的路线。

5. 对不该发生恐惧的事物有恐惧情绪，或者有其他情绪方面的异常。

6. 大约 75% 的自闭症儿童伴有一定程度的智力缺陷。

自闭症儿童就好像活在他们的独立王国，外部世界的花开花谢如过眼云烟。他们并不为之感到痛苦，痛苦的是那些认为他们"不正常"的家长们。在中国这种"望子成龙、望女成凤"的社会环境里，家长们无法指望自己的孩子成为社会栋梁，更是痛苦万分。

所幸，《自闭历程》中的天宝有位意志坚定、充满爱心的母亲，她始终鼓励天宝去做自己喜欢的事。她常说：天宝只是与众不同，一点也不差劲。当她发现天宝在牲畜处理方面有天赋的时候，很为之自豪，换了另一个家长，恐怕觉得这是个不体面的专业而噤若寒蝉。

天宝幸运地遇见了和母亲一样充满宽容理解的姨妈、老师、同学，当然也有歧视和嘲笑她的人，但是她像一棵植物向着阳光成长。她自始至终没有摆脱自闭症，但是她能克服自己的不适给母亲一个浅短的拥抱，能鼓起勇气穿过宛如断头台的自动门，能走上讲台对着自闭症儿童的家长们现身说法……自闭症也没有想象中那么可怕。

医学上目前还没有找到自闭症的明确病因，它可能与多种神经内分泌和神经递质功能失调有关，例如松果体 – 丘脑下部 – 垂体 – 肾上腺轴异常，导致 5– 羟色胺、内啡肽分泌增加，导致促肾上腺皮质激素分泌减少。还有学者认为它与遗传有关，由于基因编码的异常导致脑发育异常，患者同时存在脑神经"局部联结过度"和"长距联结不足"的现象。这也意味着自闭症患者在记忆、语言、概念等各个认知领域可能有"优势"和"缺陷"并存的现象。

临床上没有针对自闭症的特效药，只能根据自闭症的表现进行训练干预和对症药物治疗。例如，针对自闭症患者的社会交往能力差的特点，要训练他们基本的社会生活技能，如打电话、买东西、乘车、社交礼仪、人际交往等。普通孩子也许训练几次就会了，自闭症儿童要耐心训练十几次甚至几十次。药物能缓解自闭症儿童的某些症状，如盐酸氟苯丙胺能减轻自闭症儿童体内 5– 羟色胺浓度过高导致的情绪异常和头痛；羟吗啡酮能减少其攻击、自伤行为；催产素能促进其建立亲密的人际关系；氟哌啶醇能减轻其过于兴奋、刻板和多动等症状。这些药物都需要在医生指导下使用。此外，还有针对自闭症儿童的行为疗法、游戏疗法、音乐疗法、松弛疗法等。

如果接受良好的治疗，大部分自闭症患者的症状可得到明显改善，甚至可能达到正常人的心理和行为标准——这不是件容易的事，需要持之以恒的关爱和努力。

现实中，很多家长把生了一个自闭症的孩子看作是天塌了一样的悲剧。我认识一位高知妈妈，因为儿子的自闭症一次次崩溃。也许首先应该接受治疗的，是自闭症儿童的家长。他们最好的医生，就是同样生了自闭症孩子，却依然视如珍宝的家长们。

曾任时尚杂志编辑和影视剧编剧的蔡春猪，在新浪网开设了一个微博"爸爸爱喜禾"。他说，观察一个自闭症儿童，有如去火星探险一样，刺激惊奇好玩。以下是他的记录：

儿子走路喜欢踮脚尖。有个家长一直留意喜禾，今天终于问我："你儿子上的是哪个艺术幼儿园？"说明一下，她女儿五岁，练了两年芭蕾踮脚尖走路还是不行。我说："我儿子还没上呢，那是天赋。"终于能让别的家长嫉妒我一次了。

一个老太太看到喜禾嘴里叽里咕噜说个不停，问我喜禾在说什么。我说他在讲我老家的话。老太太转身就羡慕地跟别人说，你看那小孩多好，这么小就会两种语言了。本来我想解释他其实还是只会一种语言——再让我小小地骄傲一次吧！

一个朋友上我家看喜禾，之后跟我说，喜禾看上去很正常，跟别的孩子没什么不同，除了……她一口气说了五个"除了"。一个"除了"就够了。她认为我夸大了喜禾的情况——他走路不是挺好的吗？笑得多灿烂，还能吃！我有跟她说过喜禾是木乃伊吗？

每一段文字的开头，都是"爸爸爱喜禾"。不知道——如果喜禾是个正常的孩子，爸爸会不会更爱喜禾，但是明知孩子是个与众不同的孩子，依然怀着喜悦、好奇去关注孩子的一举一动，这何尝不是一种健康的生活态度。

孩子是这个世界的孩子，并非某个人的私有财产，作为家长希望孩子健康快乐，这是人之常情。希望孩子出类拔萃，门门优秀，处处领先，就太有压力了。我们在这个充满竞争的社会里生存，紧张焦虑，患得患失，还要把这样的情绪传染给懵懂无知的孩子，真是何苦？

很多家长为了自闭症孩子将来能否在社会上立足而忧心忡忡，与其这样，不如多花一点时间像喜禾的爸爸一样推动社会对自闭症患者的理解和宽容。自闭症的孩子们性格独立、与世无争，他们就像圣·埃克苏佩里笔下的小王子，来自遥远陌生的星球，不染我们这个星球的烟火。他们的存在，让我们这些"正常人"的勾心斗角、拉帮结派、争名夺利、费尽心机显得多么可笑。

希望有一天，我们看自闭症孩子的眼神和看所有孩子的眼神是一样的，希望这个世界适合每一个孩子成长，这样的世界就是天堂。

2 走近"裂脑人"
电影《雨人》

《雨人》是一部讲述亲情的电影。青年汽车商查理的父亲去世，留下了300万美元的遗产，这笔钱全都给了查理素不相识的哥哥雷蒙，而查理只得到父亲珍爱的古董汽车和玫瑰花。查理惊讶又困惑，决定去寻找哥哥，弄清楚事情的原委。

查理在精神病院里找到了哥哥，哥哥是个举止古怪的自闭症患者，他把哥哥带出精神病院，想以此夺回遗产。相处的日子里，查理发现雷蒙很善良，并且对数字有惊人的记忆力，他们在赌场里大赚了一笔。查理还发现，雷蒙就是童年梦境里那个给自己唱歌的"雨人"，父亲因为担心雷蒙无意中伤害到查理，才把雷蒙送进了精神病院。

最终，雷蒙还是回到了精神病院，但是查理和雷蒙已经结下了深厚的兄弟之情，两人依依不舍地分开，并许诺不久之后再见。

《雨人》中雷蒙的原型名叫金·皮克，1951年出生于美国犹他州盐湖城，医生为他做常规检查时发现，他的头颅右侧有一个水泡，此后的脑部扫描发现许多异常：联系左、右脑半球的胼胝体根本不存在，大脑前部和后部的连接也缺失。这种罕见的大脑结构异常，一方面使皮克拥有超常的记忆力，另一方面也使他缺乏与人沟通的能力。

皮克 16 个月大时，父母开始诵读一些童话给他听，每读完一本书，皮克能将书中的内容一字不差地背下来。上学后，皮克精通从文学到历史在内的 15 门学科，能一字不漏背诵至少 9000 本书的内容。18 岁时，皮克被父亲安排到一个针对成年残障人士的研究机构工作，他可以不必使用计算器，准确计算出该机构每名员工的工作时数和应领的薪水。

皮克的故事被搬上银幕之后，社会各界竞相邀请他去演讲。从 1989 年开始，皮克和父亲自费乘飞机旅行将近 300 万英里，不收取任何报酬，在全美许多社区、中小学、大学、福利机构进行演讲，听众达 6000 余万人。皮克说："我完全不是为了钱去做演讲，目的是让大家分享我的个人经历，能使每个残障者都成为对社会有用的人，是我最大的快乐。"

在与外界的长期接触中，皮克的社交能力有了长足进步，但有时也会说出一些令人意外的话来。美国总统福特曾经专门去看望他，会见在亲切友好的气氛中进行，然而，当福特起身告别时，皮克突然指着福特说："你能当上总统真是走运，因为你以前的老板就是个坏蛋。"福特尴尬万分，一时不知如何应答。2009 年 12 月 19 日，58 岁的皮克因突发严重心脏病不幸去世，结束了他富有传奇色彩的一生。

皮克这样先天性的"裂脑人"（左右大脑半球之间没有神经纤维联接）非常罕见，较多见的是后天造成的裂脑人。20 世纪 40 年代起，医学家对极个别药物治疗无效的癫痫患者，采用切断胼胝体的办法进行手术治疗。这么一来，癫痫发作虽然停止了，但大脑两半球却被分割开来，老死不相往来。由于切断胼胝体可能造成巨大的风险和后遗症，目前医学界早已不再进行切断胼胝体的手术，裂脑人也越来越稀少。

20世纪，美国加利福尼亚大学生物系教授罗杰·渥尔考特·斯佩里（Roger Wolcott Sperry）对裂脑人进行了仔细的观察和研究。斯佩里让裂脑人举手或屈膝，裂脑人的右侧身体服从了命令，而左侧身体却不听指挥。斯佩里把裂脑人的双眼蒙上，用手接触裂脑人身体右侧，裂脑人能说出被接触的部位，用手接触裂脑人身体左侧，裂脑人却说不出被接触的部位。斯佩里让裂脑人的左右眼分别看两张照片，裂脑人指着左边照片中的年轻女人，嘴里却说看见了右边照片中的小孩。类似的很多实验都发现，裂脑人的左、右大脑半球各行其是，不再具有对信息进行综合处理的功能。

少数裂脑人表现出意识的分裂，比如：当问及一个裂脑人最近有几次癫痫发作，她一只手伸出三个手指，另一只手伸出一个手指。接下来，两只手都想握住另一只手阻止其行动。她很不好意思地解释说，最近左手经常不听使唤。还有一个裂脑人左手在解扣子，右手去重新系扣子，但是只要右手一停，左手又会去解开。这种自相矛盾的做法，就像《射雕英雄传》中周伯通的双手互搏，看似滑稽可笑，对于患者是相当痛苦的经历。

裂脑人是否存在两个自我呢？大部分科学家认为，裂脑人还是只有一个自我，只是两个大脑半球对同一个自我的表达不同步，所以会显得自相矛盾。

　　斯佩里通过对裂脑人和裂脑动物的大量实验指出：大脑两半球具有分工。左半球主要负责逻辑、理解、记忆、时间、语言、排列、分类、书写等，思维方式具有连续性、严密性和机械性，因此可以称作"学术脑"。右半球主要负责空间记忆、直觉、情感、身体协调、美术、音乐节奏、想象、灵感、顿悟等，思维方式具有无序性、跳跃性、直觉性，因此可以称作"艺术脑"。

　　斯佩里认为右脑的功能更为强大、神秘，许多高级思维功能取决于右脑。把右脑潜力充分挖掘出来，将激发人类无穷的创造才能。1981 年，斯佩里因为对大脑半球研究的杰出贡献获得诺贝尔生理学或医学奖，他被亲切地称为"右脑先生"、"世界右脑开发第一人"。

　　右脑如此神通广大，究竟该如何开发？有一种方法是经常使用左手和左脚，因为右脑支配左侧的肢体。这种方法即便有效，效果也不会很显著，因为它锻炼的主要是和运动相关的右脑局部，而不是整个右脑。并且也没有证据表明左撇子比右撇子更加聪明。

　　还有一种方法是经常听音乐，很多哲学家把音乐提升到无与伦比的高度，仿佛它是开启天堂之门的钥匙。现实生活中，喜欢音乐的人往往比较友善、宽容、感情细腻、思维敏捷。当然音乐也分很多种，那些声嘶力竭的流行音乐不在此列。

　　冥想也会增加脑部的供血、改善右脑功能。经常冥想——哪怕每天只坚持 5 分钟，对于提升自控力、集中注意力、管理压力、克制冲动和认识自我有明显的促进作用。

日常生活中我们应该经常运用右脑负责的那些高级功能：像哲学家一样思考，像艺术家一样创造，像舞蹈家一样用身体来抒发感情，像孩子一样天马行空地想象……这些都是应试教育忽略的，专业技术人才欠缺的，而作为一个人应该拥有的能力。

据说日本正在研究右脑型机器人，乍一听像是笑话——在工业社会中被异化的我们越来越像机器，而机器将拥有真实的感情和想象，超越我们，成为崭新的人类。

左脑和右脑虽然各有分工，并非截然不同——我们处理好日常生活中的每一件事，都是在同时锻炼着左脑和右脑。

开发大脑潜能，并非专指上各种形式的培训班。有多少天才是被开发出来的？又有多少伟人是被培训出来的？进行某一项潜能开发的同时，可能就埋没了另一项潜能。其实，大脑需要的并不是刻意开发，而是自由地发展，在每一天里健康地成长，建立起正常的神经回路，获得精神世界的平衡。

幸运地，我们拥有一个健全的大脑。

动动左脑，再动动右脑——这真是一个奇妙的世界。

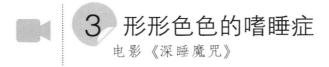

3 形形色色的嗜睡症

电影《深睡魔咒》

电影《深睡魔咒》取材自格林童话《睡美人》。原著中，公主没来由地遭到诅咒（害她的巫婆只是没有收到宴会邀请），沉睡多年后被素不相识的王子吻醒（王子因为公主的美貌就一见钟情），实在有点童话式的"无厘头"，改编后的电影把事情的前因后果演绎得无懈可击。

美丽的摩尔森林里，天真无邪的小仙女玛琳菲森邂逅了人类小男孩斯特凡。他们两小无猜，成为亲密无间的好朋友。玛琳菲森 18 岁生日那天，斯特凡送给了她一件礼物，他说，那是"真爱之吻"。然而现实却不是这样，斯特凡为了人世的权力抛弃了玛琳菲森，甚至为了继承王位残忍地割下了玛琳菲森的翅膀。遭受巨大创伤的玛琳菲森变成了满怀仇恨的冷酷魔女，为了复仇她对斯特凡的女儿爱洛公主施下了沉睡魔咒。

"只有一样东西能够破解这咒语，那就是真爱之吻。"玛琳菲森说这话的时候，是在尖刻地讽刺斯特凡，她没有想到，有一天，她会真心怜爱爱洛公主。竟是她，给了爱洛公主人间难得的真爱之吻。

受到诅咒的公主为什么昏睡不醒？

《格林童话》说，公主被纺锤刺破手指而沉睡不醒。这令人联想到曾危及欧洲皇室的血友病。血友病是由于基因突变导致的伴性遗传病，女性通常是携带者，而男性是患者。患者的凝血因子Ⅷ缺乏，血液无法正常凝固，微小伤口都会流血不止。英国的维多利亚女王就是血友病的携带者，她的三个儿子患有血友病，其中一个因为出血不止而死亡，她的女儿们嫁到欧洲各个皇室，使当时欧洲1/3的皇室男性成员患有血友病，整个欧洲皇室陷入恐慌。

当出血的量占到全身血量的20%以上，大脑得不到充足的血液供应，无法执行正常功能，就会发生昏迷。除了出血，其他很多疾病也会导致昏睡不醒。如果疾病就像一道魔咒，让我们看看世界上到底有哪些可怕的"深睡魔咒"。

"深睡魔咒" No.1　植物人

植物人是指对外界刺激完全没有反应的病人。变成植物人的原因有很多，其中脑外伤和脑部病变比较常见。通常认为，脑干网状系统的信号传递中断是病人无法苏醒的主要原因。脑干网状系统是感觉上传的中继站，各种感觉传到这里，弥散性地向大脑皮质投射，从而使大脑皮质处于活跃的状态。一旦损伤了脑干网状系统，大脑皮质高度抑制，人就有可能陷入漫长的昏睡。这时候亲人们能做的，就是守护在病床边，不断地和病人说说话，触摸病人的身体，使感觉信息不断刺激网状系统的神经元，促使信号传递重新进行，病人就可能苏醒。

"深睡魔咒" No.2　缺氧

缺氧会使人迅速地昏迷。如果你看过美国科幻片《地心引力》，一定会对太空中随时可能发生的缺氧深有感触。氧气有什么用？我们食物中的营养成分必须和氧气产生化学反应才可以释放出能量，就好像煤炭燃烧也需要氧气一样。一旦氧气缺乏，细胞就没有了能量的供应，新陈代谢就会停止。我们每一次呼吸都在消耗氧气，幸亏我们生存的星球上有充足的氧气，这是大自然无私的赐予。

"深睡魔咒" No.3　非洲锥虫病

非洲锥虫病又称为非洲睡眠病或嗜睡性脑炎，是一种由布氏锥虫经舌蝇（俗称采采蝇）叮咬而传播的寄生虫病。患者初期可能出现发热、皮疹、水肿和淋巴结肿大等症状，晚期出现神经系统病变，昏睡的时间逐渐增加，最终持续昏迷并造成死亡。去往非洲的旅客应避免前往有大量采采蝇的地区。如须前往，应尽量覆盖身体外露的部分和避免穿着会吸引采采蝇的蓝色衣物。被采采蝇叮咬的旅客如出现发热应及早就诊，通过治疗大部分患者可获得痊愈。

"深睡魔咒" No.4　甲状腺功能减退

人们对于甲亢比较熟悉，对于甲状腺功能减退（甲减）可能很少听说。和甲亢的患者相反，甲减的患者甲状腺激素合成及分泌减少，导致机体新陈代谢降低，表现出表情淡漠、反应迟钝、记忆力减退、嗜睡等症状，重者陷入木僵状态。其病因可能是甲状腺的损伤，也可能是下丘脑病变使促甲状腺释放激素减少，最后导致促甲状腺激素、甲状腺激素减少。要治疗甲减的患者，通常给予甲状腺素制剂进行替代治疗。

"深睡魔咒" No.5　肝性脑病

我当实习医生的第一天就遇见一位肝癌晚期的患者，骨瘦如柴、皮肤蜡黄、深度昏迷，当晚就匆匆离世了。他给我的印象之深，可以说终身难忘。各种肝脏疾病都可能影响肝脏的代谢和解毒功能，使各种毒素在血液里累积，最终透过血脑屏障，刺激神经系统引起精神失常或昏迷。其中，蛋白质代谢产物——"氨"是导致肝性脑病的元凶，肝病患者在发病期间要控制蛋白质类的食物。

"深睡魔咒" No.6　尿毒症

提到肝脏就不能不提到肾脏，肝解毒，肾排毒，两者通力合作，才使我们免受毒素之苦。如果肾脏出现问题，也会使各种毒素在血液中聚集，并损伤神经系统而导致昏迷。已故作家史铁生曾饱受尿毒症之苦，他写作《病隙碎笔》的过程中，每三天做一次血液透析，只有刚做完透析的那一天是神志清楚的，其余的时候"昏昏然不能思想"。感谢上帝他还是留下了如此动人的文字。

"深睡魔咒" No.7　各种外界毒素导致的中毒

毒蛇咬伤、毒蜂蜇伤、煤气中毒、酒精中毒、食物中毒、药物过量、毒品……都可能导致昏迷。其中有些中毒是直接由神经毒素刺激大脑造成的，如金环蛇蛇毒和毒蝇鹅膏菌中毒；也有些中毒通过损害血液、呼吸、消化、泌尿等系统间接地危害大脑，造成昏迷。对中毒昏迷病人的抢救必须争分夺秒，因为脑细胞如此娇贵，一旦受损时间过长，会造成不可逆转的损伤或死亡。

"深睡魔咒" No.8　水中毒

水本身是没有毒的，但是，如果大量快速饮水，尤其是出汗、腹泻之后大量喝白开水，会导致血液和脑脊液的渗透压持续下降，水分进入细胞内而造成细胞肿胀。由于颅腔的容积有限，一旦出现脑水肿很容易压迫脑组织，造成颅内高压，引起剧烈呕吐，严重时昏迷甚至死亡。人体是一个稳定的内环境，其渗透压、酸碱度、离子浓度、温度、含氧量等都在较窄正常范围内波动，如果超出正常范围，其平衡失调便会引起疾病。

"深睡魔咒" No.9 血糖过高或过低

血糖是指血液中的葡萄糖，它是人体能量的直接来源，脑细胞依赖脑部的血管随时提供血糖。如果血糖过低，人会感到心慌、出冷汗、面色苍白，严重时可能休克。如果血糖过高，则引起血浆高渗性脱水，进而导致脑细胞脱水和昏迷，这种情况多见于糖尿病患者。正常人要注意维持血糖稳定，不能过于饥饿劳累。糖尿病患者则要控制饮食，尤其注意尽量少吃甜食和含糖高的水果。

"深睡魔咒" No.10 低血压和贫血

低血压是指血液对血管的压力过低，贫血则是血液中的红细胞或血红蛋白较少，这两者都可能导致脑部的供血不足而引起嗜睡或昏迷。在日常生活中，我们经常看到某些人无精打采，少气懒言，脸色苍白，昏昏欲睡，可能就是低血压或贫血的患者。假如气血旺盛，自然精力充沛、活力四射。当然，过犹不及，高血压会引起心脑血管病，红细胞或血红蛋白过多也容易导致过氧化而出现各种问题。

以上是以我个人学医和教学经验对各类有嗜睡、昏迷症状的疾病的大致排序，具体严重程度则和病情有关，不能一概而论。

对上述病人来说，亲吻也不能把他们唤醒，能仰赖的只有精湛的医术。医学，某种程度而言何尝不是"真爱之吻"的凝结？我们的祖先出于深刻的爱而愿以身试毒、以身试药，通过耐心细致的观察和实践一点点揭开病魔的迷丝，寻找到治疗方案。医学泰斗裘法祖曾说："德不近佛者不可为医，才不近仙者不可为医。"医生是一种多么高尚的职业，只是在商业运作的模式下，一部分医生忘记了爱的初衷。

我最终没有成为医生，但是我希望和千万的科学工作者一起，把医学的知识传播开去，把健康的观念带给更多的人。但愿这个世界有更多的"真爱之吻"，唤醒那些沉睡的肉体和心灵，也让童话中的小仙女重新拥有强健的翅膀，在高高的云层上自由地飞翔。

4 原谅我无法忘记

电影《蝴蝶效应》

每个人看完《蝴蝶效应》会有不同的感受，有人感叹人事无常，有人惊叹时空穿梭，有人看见因果环环相扣，有人看见漫无边际的可能性……总之，这是一部发人深省的电影，尽管表面上看它只是一部科幻片。

《蝴蝶效应》的男主角伊万，是个有着不幸童年的大学生。他的记忆里存在空缺，就好像有些事情掉进黑洞消失了一样。他请求心理医生的帮助，心理医生鼓励他通过写日记找回孩童时代的记忆。伊万开始写日记，他果然慢慢回忆起童年的遭遇，奇妙的是，他发现自己有一种超能力回到过去，弥补当初犯下的过错。他一次次穿越时光隧道去改变命运的安排，拯救朋友、女友和母亲，却使得现实世界越来越悲惨和混乱，顾此失彼。最终，他回到母亲分娩前的那一刻，掐断脐带杀死了自己。

人生本来就是不完美的，注定存在着伤害和被伤害，不接受这一点除非拒绝来到这个世界。

许多人愿意相信存在着"平行世界"，容纳了无穷无尽的可能性，有那么一个"我"在每一个十字路口都做出了正确的选择，终生幸福，春暖花开。

照这么说，也有另一个"我"在每一个十字路口都做出了错误的决定，倒霉又倒霉，没法更倒霉——若是那样的话，"平行世界"还是不要存在的好。

现实中的伊万本来还有一条活路的，就是忘记，任由那些记忆的黑洞存在着。但是他记起来了，不仅记起来，而且排山倒海一般在头脑中回放，逼得他不得不穿越记忆的沧海，触碰命运中最危险的时刻。

是不是每个人的内心，都有一个无法割舍的时刻？一遍遍地想："如果，那一刻我做出了不同的选择，该有多好？"普通人也就罢了，难的是那些生命中真正留着刀伤的人，比如《唐山大地震》里放弃了拯救女儿的母亲、越战中任由汽油弹在无辜孩童背上燃烧的美国老兵，他们的良心痛悔，无法安宁。

让不流血的伤口愈合，需要时间。因为时间能够帮助我们遗忘。

遗忘是怎么造成的？现代科学还无法做出深入的解释，就像记忆怎么形成仍然停留于种种假说。不过，按照艾宾浩斯的遗忘曲线，一天之后我们留存记忆的 33%，一个月之后留存记忆的 21%，一年之后大约留存记忆的 5%。随着信息量的衰减，相伴的情绪体验也随之衰减，曾经刻骨铭心的伤痛，减弱成一声叹息；曾经耿耿于怀的怨恨，也淡化成一丝怨气。

日常生活中大量繁杂冗余的信息，通过遗忘，被大脑删除了。就好像电脑也需要经常清理内存，清空冗余记忆后我们会心情舒畅，拥有更强的学习能力。那些记忆力超强的人，很可能同时也健忘，会背唐诗宋词的人，不一定会背英语单词，很多时候所谓"记性"的好坏，实际上在于对某些知识有极大的兴趣。

　　大脑虽然具有遗忘的功能，并非对所有的事件一视同仁，那些经过反复思考、回忆、使用，以致落入长期记忆的事件，很难遗忘，甚至可能相伴终生。这是一个好消息，我们可以长久记住自己的姓名、生日、银行密码、常用语言，毫不费劲地随时调用这些信息；也是一个坏消息，有些伤痛的回忆是时间也化解不了的，甚至越积越深。

　　忘记，还是不忘记？不仅涉及记忆力，更涉及认知。你认为是非常重要的事情，才会念念不忘，反复回想，以至于"卧薪尝胆、十年磨一剑"。认知发生了改变，觉得可以释怀了，于是"霸王宏图、终归尘土"，相视一笑，相忘于江湖。

　　有两种人的遗忘特别彻底：一种是慢性酒精中毒的患者，由于海马脑区的受损使短期记忆无法转化为长期记忆，这种人的记忆只能够维持五分钟，五分钟之后就把刚才做过的事、说过的话忘记得一干二净。患者仍能记住很久之前的事，却记不住最近发生的事，这种遗忘被称为"顺行性遗忘"。另一种是脑外伤损伤了相关记忆脑区的人，因为神经纤维的断裂无法提取脑中的记忆信息，于是忘记了受伤之前的事，受伤之后的记忆并不受影响。这种遗忘被称为"逆行性遗忘"。

　　老年痴呆症、癫痫、抑郁症……很多疾病都可能造成"顺行性遗忘"或"逆行性遗忘"，或两者兼而有之。无论"顺行性遗忘"，还是"逆行性遗忘"，都不是人们想要的遗忘。人们想要的是选择性遗忘——忘记该忘记的，这可以做到吗？

最新的光遗传技术提供了这种可能。光遗传技术简单地说就是通过遗传学的方法让脑中某些神经元能够被光激活，然后用光纤激活特定的神经元，观察与之相关的神经回路。与传统的电刺激激活神经元相比，光刺激更加精确可控，神经回路的标记更加清晰准确。

使用光遗传技术，可望找到与特定记忆相关的特定神经回路，破坏这条回路上的若干个神经元，就可以把这条神经回路破坏，把特定记忆封存。

实验正在小鼠身上进行，其首席科学家是华人神经生物学家刘旭。不幸的是，在本文成稿前的几个月，年仅38岁的刘旭由于突发疾病骤然离世。

即便刘旭活着，使用科学方法人为"洗脑"也不是指日可待的事。因为我们不是转基因小鼠，也不可能在大脑里插入光纤。退一万步说，即便"洗脑"成功，那些记忆中的空洞该如何弥补？是植入虚假记忆，还是留着空缺如同危险的黑洞？

事实上，人类很早就学会通过一些办法来"洗脑"。

比如"忏悔"。基督教的教义认为，一个人如果真心忏悔，上帝就会宽恕他，忘了他犯下的罪。当然，前提是真心忏悔，如果一边忏悔一边继续犯罪，实际上就是根本没有忏悔，也就得不到宽恕。如果始终不停地忏悔，沉浸在日以继夜的悔恨之中，便是犯了另一种罪——求全责备罪。就像《蝴蝶效应》中的伊万，想要一切完美无缺，想像天使一样纯洁，想所有爱过的人幸福圆满，结果中了魔鬼的圈套，在无尽的往事里挣扎。

再说"因果"，这是佛家给出的解药。我有一个朋友，小时候父母要把她送人，她一直有心理伤痕，长大后信了佛教，常常对我说："万法皆空，因果不空。"她怎么看待童年的伤痕呢？"前世没有修好。"那该怎么办呢？"这辈子好好修行。"

在科学的末路，只有倚靠信仰。

人们带着记忆旅游，怀抱希望。

比如地震中失去孩子的母亲，努力去照顾失去亲人的孤儿；战争中杀戮平民的军人，帮助幸存者重建家园。伤痛的记忆依然存在，有时还会流血，却不再散发出腐烂的气息。

《蝴蝶效应》援引美国气象学家爱德华·罗伦兹（Edward N. Lorentz）的一段话："亚马孙雨林的一只蝴蝶拍了拍翅膀，两周后美国得克萨斯州刮起了一场龙卷风。"蝴蝶象征着那些微不足道的起因，却通向无法预计的风暴。

假如前者是因，后者是果，因与果之间，经历了多少场因果？

站在命运的旅途中，回头看一切都是因果，往前看谁又能慧眼识得因果？

那些发生过的，记忆深处的瞬间啊……

有时候，遗忘是最好的选择。既然世事无可更改，我不得不坚强地活下去。

有时候，我仍然选择不忘记，因为我深深地爱过你，你将永存于我的生命。

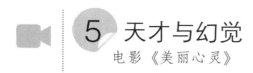

5 天才与幻觉
电影《美丽心灵》

《美丽心灵》是以数学家约翰·福布斯·纳什(John Forbes Nash)的真实故事为蓝本拍摄的电影。纳什 22 岁就获得普林斯顿大学的博士学位，30 岁时，他解决了一系列数学界公认的难题，成为麻省理工学院的终身教授。同年，他因为严重的幻听、幻视被确诊为精神分裂症，然后是接二连三的诊治、短暂恢复和新的复发。

从 30 岁到 60 岁，纳什处在梦游一般的精神状态里，目光呆滞，疯疯癫癫。学术界几乎将他遗忘，昔日的同事见了面躲避，只有妻子艾里西亚不离不弃地照顾他。60 岁之后，他的病情逐渐好转，得以重新开展研究工作。1994 年，66 岁的纳什因其在博弈论和微分几何学领域的成就，和其他两位博弈论学家约翰·C.海萨尼和莱因哈德·泽尔腾共同获得了诺贝尔经济学奖。

纳什天性孤僻，不爱交际，唯一的朋友是大学时代的葡萄牙室友查尔斯。查尔斯狂放不羁，有时令纳什非常头疼：他在英文系举办的鸡尾酒会上狂欢宿醉；他关掉纳什工作时总是开着的播放舒缓音乐的留声机；他跳到纳什的书桌上；他邀请纳什一起到屋顶喝酒聊天……虽然他和纳什的性格迥异，但是他欣赏纳什的才能，为纳什取得的成绩兴奋不已。

　　这个被纳什视为挚友的人物，竟然是——纳什的幻觉。还有查尔斯的侄女，失去父母的 12 岁小女孩玛西，也是一个楚楚可怜的幻觉。五角大楼的官员威廉·帕彻，请纳什破译由莫斯科发出的无线电密码，纳什花费了大量时间剪切一大堆杂志，自认为拯救了世界——也是纳什的幻觉。这三个人物在纳什的视线中频频出现，如同幽灵。

　　纳什"真真切切"地看到了他们，听到了他们，他们怎么可能不存在呢？直到有一天，纳什用残留的理智做出判断——玛西是不存在的，因为她多年来从未长大。如梦初醒的纳什开始怀疑全世界，无法确认他身边的人是不是幻觉。

　　幻觉是如何产生的？医学界一般认为，幻觉是部分脑区不正常兴奋的结果，可能是功能性的病变，也可能是器质性的病变。实验发现刺激某些部位的大脑皮质会出现风琴音乐等知觉，似乎从记忆中调出了某些片段，这似乎说明幻觉的产生与大脑皮质的异常兴奋以及记忆有关，但不能解释为什么幻觉有时是超出生活经验和现实世界的。

　　也有学说认为，幻觉就是梦的延伸。既然人人都会做梦，人人都拥有出现幻觉的"潜力"，正常情况下绝大多数幻觉被大脑抑制住了。可是在睡眠、饮酒、高热、服药等状态下，幻觉如漏网之鱼占据我们的神经，在脑海中如冰山浮现。

　　还有一种可能——幻觉就是想象，过于鲜活的想象。我们普通人只是想想罢了，而某些人调动整个的心智、情感和感官去想象，就好像身临其境一样。有些幻觉者愿意生活在虚幻的世界里，就像纳什希望有查尔斯这样无条件支持他的朋友、玛西这样柔弱的唤起他内心温柔情感的异性、帕彻这样帮助他实现英雄主义理想的国防部官员。他们给孤僻的纳什心灵的慰藉，在纳什的脑海里盘旋不去。

纳什是在科学事业如日中天的时候出现严重幻觉的，这和用脑过度有关吗？武侠小说里常有练功不当，走火入魔的例子，纳什是否也是其中之一呢？纵观历史，科学家出现精神疾病的很少见，像纳什这样发生幻觉的诺贝尔奖得主仅此一人而已，因此，我们没有理由认为理性思维会诱发幻觉。

相比科学家，艺术家更容易出现幻觉和精神分裂，也许旺盛、超拔的创作才能需要丰富的想象、激烈的情感、偏执的思维，因此艺术家中更容易出现疯癫和幻觉。以中国为例，五代杨凝式书画最绝，人称杨疯子；北宋米芾书法山水为百代之师，人称米癫；南宋梁楷开禅画一派，人呼梁疯子；徐渭、八大山人、顾泯之都有疯狂之名；屈原、陶渊明、李白、杜甫这样的大才，都有狂狷不羁之处。外国艺术家如梵高、蒙克、尤金·奥尼尔、加缪、贝克特都被诊断出精神疾病，尤其是凡·高，他笔下金灿灿的向日葵据说是因为服用了治疗精神病的药物而引起的幻觉。

纳什作为数学家，思维方式似乎更接近于艺术家，他的博弈论如乌托邦般美好，又如情侣约会般暧昧。博弈论诞生于一间酒吧，当时四个男生正商量如何追求一位美女，纳什在一旁喃喃自语：如果他们四个都追求那个美女，她一定会摆足架子，谁也不理。这四个男生再去追求别的女生，别的女生也很可能不理，因为没有人愿意当

"次品"。但如果他们先追求别的女生，美女就会觉得被孤立，这时再追求她就容易许多。在纳什眼里，追求美女是一场"博弈"，追求利益也是一场博弈，如何在非合作竞争中达到博弈各方利益的均衡？这就是纳什想解决的问题。纳什试图用数学的公式破解贪婪的人性，站在不同的立场相互对抗又妥协，其内心难免处在紧张矛盾之中，这可能是产生幻觉的诱因。

幻觉并非天才的专利，正常人也会出现幻觉。

最常见的是幻听。比如焦急地等待亲人回家，忽然听到钥匙开门声，实际却没有人来；比如以为手机铃声在响，掏出手机却发现没有来电。这说明，人脑在处理信息时可能出现一些偏差，或者受情绪的影响出现一些"失灵"。

假如幻觉频频出现，内容生动离奇，则提示是某些疾病的症状，如精神分裂症、癫痫、脑卒中、肝性脑病、肾衰竭等。6 岁的小男孩东东告诉妈妈，幼儿园的小朋友都变成了动画片里的机器人，妈妈开始以为是孩子随口乱说，后来觉得不对劲，到医院检查才知道是癫痫。食物或药物中毒导致幻视的例子也不少，一个农村青年，见广告上有蒙汗药出售，买回一包以身相试，不久眼前出现很多青面獠牙的人物向他扑来，又有巨蟒来咬噬他，整夜哀呼不绝，被送到医院抢救。原来那草药为曼陀罗花，含有致幻物质。

如果我们过度使用自己的感官，也容易产生幻觉。外周感官的损伤使外界信号无法正常传入大脑，大脑就可能将信号歪曲或夸张，甚至按主观意图加以改造。听觉不好的人更容易幻听、视觉不好的人更容易幻视。因此，善待自己的感觉，不滥用感官，是防治幻觉的重要途径。

假如幻觉的病因或诱因清楚，治疗起来则比较容易。否则，治疗起来相当困难，需要长期的药物治疗、理疗、饮食起居的调整和心理疏导。纳什能够康复，必须归功于妻子艾里西亚（曾经是他的学生）30年如一日的默默付出。他在诺贝尔奖的领奖台上深情地感谢妻子，说："我能站在这里，全是你的功劳。你是我成功的因素，唯一的因素。"

2015年5月23日，纳什和妻子艾里西亚在一场车祸中丧命，结束了传奇般的一生。

他们之间的爱情，并非电影中那样纯洁美丽，不食人间烟火。如果看了纳什的传记，会发现天才的内心同样有着凡人的乖张暴戾。可是爱情依然延续着，就像黑暗中的灯火，照亮了最幽冥的角落，带着纳什走出了幻觉，走出了那片迷雾森林。

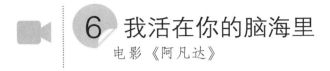

6　我活在你的脑海里

电影《阿凡达》

2010 年，《阿凡达》以全球累计 27.54 亿美元的票房，刷新了全球影史票房纪录，囊括奥斯卡奖、金球奖等多项大奖。没看过《阿凡达》的人估计不多，我就不复述电影内容了，只重温和脑科学有关的这段——男主角杰克·萨利变身为潘多拉星球上的纳威族土著。

潘多拉星球上生活着一种类似大型猫科动物的智慧生物——纳威人。为了夺取纳威人的宝藏，科学家将人类的基因和纳威人的基因结合在一起，制造了一个克隆纳威人"阿凡达"，阿凡达可以让人类的思想进驻其中，受人类的操控。然而，只有基因相符的人，才能控制阿凡达。杰克·萨利的双胞胎哥哥是原先的基因捐献者，满足这个条件，却被人杀死了。于是，杰克·萨利成为唯一能控制阿凡达的人。

杰克·萨利双腿瘫痪，为了重新体验行走的自由，他来到潘多拉星球。通过高科技技术，杰克·萨利的意识进入阿凡达的脑内，通过阿凡达的身躯重新站了起来。杰克·萨利成功地混入了纳威人的族群，试图帮助人类掠夺他们，却在不知不觉中喜欢上了纳威人，并成为他们的领袖。最终，杰克·萨利放弃人类的躯壳，让灵魂彻底转移到阿凡达的脑中。他获得了重生，和纳威人一起永远捍卫这个美丽的星球。

话说这种"移魂大法"，早在中国的《封神榜》中就出现了——狐狸精钻进苏妲己的体内，迷惑商纣王，取了成汤的江山。《西游记》《聊斋》、古希腊神话中都不乏这样的情节，看来人类的灵魂一直不甘心仅仅栖居在一具肉身之内，恨不得能跳出去玩玩。

问题是，人真的有"灵魂"吗？有没有这种不依赖于物质而存在的精神？

科学界对"灵魂"的问题向来保持缄默，以实证为原则的科学，讲求的是逻辑严谨、论据充分，怎会对"灵魂"这种看不见、摸不着、测不出的东西妄加推断？假如科学能论证灵魂的有无，真该获得诺贝尔超级大奖，可惜这个课题始终无人申报。说明"灵魂是否存在"是目前科学无法探究的。上生物学和医学数据库搜索关键词"neuron"（神经元），转眼之间出现几十万篇文献；搜索关键词"soul"（灵魂），只有不多的几百篇心理学文献。

"灵魂"存在于人的认知。不少人自称有过"灵魂出窍"的体验——在车祸的瞬间，周围的一切似乎不存在了，一切像慢镜头一样，灵魂飘到了半空，看见躯体倒在血泊之中；在巨大的惊吓中，灵魂仿佛"嗖"地一声穿出了天灵盖，头脑中一片空白；又或者，在濒死前的一刻，眼前仿佛看到了光，灵魂脱离了肉体的捆绑，升向天堂（但是给该死的医生又救回来了）……这是幻觉吗？我不知道，我只能以自己偶尔失魂落魄、心不在焉的经验，来猜想"灵魂出窍"是一种怎样的感觉。

假如"灵魂"确实存在，也能够"出窍"的话，它如何能忍受数十年如一日地封闭在一个黑洞洞的颅腔内，从不离开？从诞生之日起，它就发现这具肉身那么有限、软弱、容易受伤，它何尝不对肉身心存抱怨？

实际上，我们的灵魂是不安分的，不满足于身体的温饱、舒适。假如一个人长期住单身牢房，十有八九要发疯，即便牢房里堆满了金银财宝、绫罗绸缎也无济于事。他需要一个人，一个有生命的物体，来倾听他的思想，安慰他的心灵，灵魂需要另一个灵魂来证明其存在，也需要和另一个灵魂进行交流。

日常生活中有很多种"移魂大法"，都是灵魂想要突破自身肉体限制的努力，只是我们不以为然，也不觉得有什么不妥。

"移魂大法"之一——恋爱

恋爱中的两个人，灵魂发生了强烈的相撞，彼此惊喜地发现——原来我们的灵魂这么匹配，神经元的 DNA 高度一致。接下来，他们走路飘飘然，满脑子想的都是对方，就好像魂魄飘进了对方的身体，对自己反而有点失控了。

热恋中的两个人，常常会分不清彼此，以为对方就是自己，自己就是对方。灵魂突破了自身的屏障，感到无比的幸福，不过这种情况不会持续很久，他们早晚会发现，两个人的思维不可能完全一致，灵魂各有所属。

恋爱的结局有好有坏，无论结果如何，灵魂都仿佛经历了一场神秘花园的旅游，惊心动魄，然后回归自我。

"移魂大法"之二——生育

生育既是人的本能，也是人主动的选择。为什么生孩子？原因有很多，其中之一是，让灵魂在另一个生命中延续。

人们常说孩子是血脉的延续，其实血脉怎么能延续，难道让父母的血管长到孩子身上？能够延续的，无非是思想。父母希望孩子"听话"，"懂事"，"青出于蓝而胜于蓝"，这些都是把自己的心智转移到孩子身上，且不说是否合理，总之是人之常情。否则，孩子长得再像父母，不符合父母的价值观，总觉得是逆反。

记得有一部影片，说日军破城之际，城里的几个头面人物聚在一起打麻将。几个小时之后，他们的脑袋就会搬家，可是他们看起来不慌不忙，已将生死置之度外了。他们把自己的子女转移出城，摆脱了对死亡的恐惧。

"移魂大法"之三——偶像崇拜

某些人对偶像有着更为深刻的"移魂"，他们拿收入的很大一部分支援一支球队，当这支球队胜利时，他们就觉得是自己胜利了一样。他们崇拜明星，因为明星们看起来青春靓丽又有个性，是理想中完美的自己。

某些人的宗教信仰建立在偶像崇拜的基础上，那些在道德和能力上达到了完美状态的人，就是信徒们所崇拜的神。虽然信徒们自认为渺小、软弱、不完美，但是得到了梦想中那个无所不能的神的帮助，他们就觉得无比强大。

"移魂大法"之四——天下苍生

有些人已经很强大了，他们的灵魂如同站在高山之巅，俯瞰着山下的芸芸众生。众生愚昧，受尽苦难，无法自救，于是他们就通过各种途径来拯救苍生。

强调从肉体上拯救苍生的，最终成为革命者，通过暴力推翻旧的制度建立起新的制度。强调从精神上拯救苍生的，成为精神领袖，通过教化和训导让追随者获得内心的平静。这些人当然都非常了不起，他们的故事代代相传，成为整个人类的财富。

"移魂大法"之五——魂游天外

还有一种人，他们深思极髓，看穿世间万象，关注的对象已经不是人类，而是在宇宙中运行不息的本源。《庄子·齐物论》说"天地与我并生，万物与我为一"，既然宇宙万物都是一个整体，"我"的灵魂也不必专注于一事一物，而是自由自在地邀游九天。

这绝非易事。《庄子·大宗师》说，要魂游天外，像大鹏一般逍遥，必须做到"外天下，外物，外生，朝彻，见独，无古今，不死不生"。光是一个"外天下"，就显得高不可攀，寻常人汲汲于功名利禄，哪有那么容易把天下都置之度外。

倘若人人大彻大悟，世间何来好戏连台。

圣人有圣人存在的理由，凡人有凡人存在的价值。只要能安放下自己的心，让灵魂免于孤单、彷徨的困扰，就让它翩然来往，寻觅属于自己的越冬栖息地。

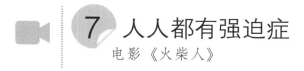

7 人人都有强迫症

电影《火柴人》

2003 年上映的《火柴人》适合一个人观赏，然后慢慢咀嚼其中的酸甜苦辣。尼古拉斯·凯奇扮演的男主角罗伊是个手段高明的骗子——哪怕他只有一盒火柴，都能够让受骗者心甘情愿地掏出大把现金。罗伊和搭档弗兰克利用人们爱占小便宜的心理屡屡行骗，但也没有害得对方倾家荡产，算得上有"职业操守"。

罗伊私下里是个严重的强迫症患者——反复地洗手、开关门都要喊一二三、害怕阳光、忍受不了地毯上的污渍和游泳池里的树叶……他不得不去看医生，靠医生开的药来缓解症状。接受治疗的过程中罗伊得知自己和前妻有个名叫安吉拉的女儿，他的内心开始泛起波澜。

安吉拉对行骗很有兴趣，逼着罗伊教她骗人，罗伊被逼无奈地答应，开始传授安吉拉各种骗术。有一天，罗伊为了保护安吉拉，被受骗人袭击，醒来之后他才明白：原来一切都是假的，安吉拉、医院、警察，都是搭档弗兰克布下的局，骗走了他全部的财产。

一无所有的罗伊改行不干了。虽然生活窘迫，但是他的强迫症却不治而愈。几年后，罗伊意外地遇见安吉拉，他并没有愤怒地拆穿她是个骗子，而是像父亲一样诚恳地和她交谈，过去的一切云淡风轻。

　　尼古拉斯·凯奇把强迫症表现得十分到位。他的行为乍看起来和正常人没有什么不同，不过是洗手、关门、数数，神志也很清楚，知道自己在干什么。可是，他就是不能停下来不做，明明知道门已经关好了，地毯也很干净，就是忍不住反复地检查，反复地清扫。

　　看到此处不禁莞尔，这种强迫行为在我们身上不是也很常见吗——离家前仔细关门，有时候走出几步了，还要回来试试门到底关好了没有；做饭时将菜叶反复清洗，直到毫无污渍才开始烹饪；摆弄家里的小玩意儿，一定要放置得整整齐齐才安心；三天两头往医院跑，总是觉得身体不舒服；天天上淘宝，明明不缺的东西还频频购置……

　　这些行为，如果没有对生活造成明显的影响，就无须治疗。如果造成了明显的影响，那就是典型的强迫症。

　　强迫症是一种病因复杂、表现形式多样的心理障碍，以反复出现强迫观念和强迫行为为主要症状。强迫观念是指重复出现的、令人苦恼的思想、冲动和意向，比如患者总是要设想一件事最坏的结果是什么，发生了怎么办。强迫行为是指个体感觉被迫从事某种主观上不愿从事的行为或者反复做某件事（如洗手、打扫等）。

　　和精神分裂症、抑郁症、自闭症等伴有强迫行为的疾病不同，强迫症没有发生器质性的病变。也就是说，强迫症患者的大脑在结构上是正常的，但是功能上出现了异常。

　　"火柴人"罗伊的病很能说明这一点。他吃了医生开的处方药才觉得好一点，有一天药忽然没了，他迫不及待地到药店去买，因为不想排队而和人打架。这时药剂师告诉他处方上所谓的"特效药"实际上是一种保健品，罗伊顿时惊呆了。

罗伊的病起源于强迫症最常见的原因——焦虑和恐惧。罗伊时刻害怕被受骗人发现，为此他害怕阳光；他内心对自己的行为感到恶心，为此他不断地洗手，有严重的洁癖；他很怕自己的钱被别人偷走，不停地检查门窗；他害怕骗术被当场戳穿，面部肌肉不由自主地抽搐。罗伊本质上是讨厌行骗的，当他不再行骗的时候，所有这些症状就烟消云散了。

我们的强迫行为，也常常是由焦虑引起的，只是焦虑的原因更加隐蔽。比如担心工作无法按时完成、担心家人的身体，担心得不到领导的认可。这些焦虑难以消除，就以另一种形式表现出来：门窗是否关好？饭菜是否安全？环境是否整洁？通过强迫行为使焦虑减弱的时候，更深层次的焦虑也得以转移和化解。

强迫症在某种意义上，是心灵的自我保护。

它像看似狰狞的精灵，用粗暴的手法帮我们排毒。

临床上有一种治疗强迫症的厌恶疗法：在手上套根橡皮筋，有强迫行为的时候弹一下，久而久之对强迫行为产生厌恶。这种疗法效果并不显著，还麻烦得很，有时强迫症本身对生活的影响不大，刻意去解除它影响还大些。

抗抑郁药也被用来治疗强迫症，主要是 5- 羟色胺再摄取抑制剂，包括氟伏沙明、帕罗西汀、舍曲林、氟西汀、西酞普兰等，这些并不是特效药，不过可以改善情绪。

更有效的疗法是和心理咨询师交谈。通过交谈，心理咨询师帮助患者找到强迫症的根源，也就是内心的焦虑所在，进而改善认知，培养健全人格。

强迫症的患者大多有其"心结"，"心结"解开了，强迫症就好了。

因此有强迫症或强迫行为的话，不妨扪心自问"心结"在哪里，好好善待我们的心灵。

我们的心灵需要什么呢？

罗伊曾经认为自己最需要钱。为了钱，他四处行骗，失去了妻子，只剩下银行保险柜里的现金和一只塞满了钞票的玩具狗与自己做伴。

当他瞬间失去那些钱的时候，绝望哭泣，然而那些都是无常的，早晚会失去。

很多时候，我们以为自己需要的也就是——丰厚的收入，令人羡慕的社会地位，偶像剧一样美好的爱情……我们不偷不抢，用自己认为是合理的方式去获得。可惜，命运往往不在我们掌控之中，这些东西可能得不到，得到了也还是会失去。

我们的心灵在现实中紧张焦虑、患得患失，直到表现出各种心理障碍，强迫症是其中最为常见的表现之一。

如果有一天，我们能认真倾听自己的心声，知道自己想要什么，然后沉静下来，身心合一，顺应自然，又怎么会得强迫症呢？

倘若内心安顿，外在的一切都是浮云。

1500 年前，罗马帝国的执政官波伊提乌被投入监狱，猛然间失去了一切。他诅咒不公平的命运，这时哲学女神的魅影出现在他面前。哲学女神指出：正是他高贵的地位、显赫的声名以及万贯家产导致了他今天的处境，命运起伏不定，犹如四季交替，因此也就不能把来去无常的命运女神当作快乐的真正源泉。哲学女神的话让波伊提乌认同，我们可以寻求帮助的最高层次的善人是上帝，我们对包括名声、财富或权力在内的外物的追求，实质上是贪恋这种真实快乐的源泉。与命运女神不同，上帝是恒久不变的，我们可以通过审视内心接近上帝。

波伊提乌一年后死在狱中，然而在这一年里，他以欣赏宇宙间的统一和完整代替了青年时代对控制欲固执的追求，由贪婪的政客转变为睿智的长者。在哲学女神的慰藉下，即便是恐怖的死亡，他也能全面公正地去看待。

要经过多少命运的拨弄，我们才能够明白。

原来心灵需要的，只是平安、快乐、单纯的爱……是这个宇宙的和谐和统一。

这个宇宙也充斥着悲伤、迷惘、苦难。可是光明总是比黑暗多一点点，快乐总是比悲伤多一点点，爱总是比恐惧多一点点。多出来的一点点，是这个世界存在的理由，是我们活着的意义。

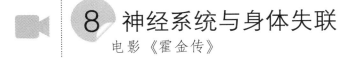

8　神经系统与身体失联

电影《霍金传》

　　《霍金传》（2004 年版）讲述了从霍金发病到病情渐笃的一年间的事。此前，他是风华正茂的天之骄子，即将攻读剑桥大学的宇宙学博士。此后，他是被困于轮椅中的囚徒，苦心孤诣地思考着宇宙最深邃的秘密。

　　此前的故事太平凡，此后的故事太苦涩——1963 年，是霍金一生中的"奇点"。21 岁的霍金被确诊患上了肌萎缩侧索硬化症，他的身体越来越不听使唤，走路常常摔跤，手指连关上水龙头都非常吃力。大夫预言他只能活两年。

　　霍金的父母给了他极大的支持，还有生日舞会上出现的女孩——后来成为霍金第一任妻子的简给了他活下去的动力。羸弱的霍金经常把全身埋入水中，想象着呼吸停止、死亡到来的时刻，又努力地浮出水面，用充满激情的思索对抗死亡。

　　霍金罹患的肌萎缩侧索硬化症又称运动神经元病，俗称"渐冻症"。它是脊髓侧索的运动神经元受损，大脑无法通过脊髓支配肌肉，久而久之，肌肉渐渐萎缩，最终可因呼吸肌的瘫痪而导致窒息。

　　肌萎缩侧索硬化症的病因至今不明。20%的病例可能与遗传及基因缺陷有关，另外 80%受后天环境影响。发病之后，病程的进展也不一样，部分患者在 3 ~ 5 年内死亡，像霍金这样活了 50 多年的，非常幸运。

"渐冻症"也许是所有疾病中最可怕的一种，它意味着患者慢慢失去行动能力，像一具僵尸，一个活死人。偏偏患者的头脑又完全正常，灵魂仿佛被禁锢在密不透风的铁棺材中，忍受着难以言表的孤独与恐惧。

尽管媒体对霍金的残疾有很多报道，真正看见他的人仍会感到震惊。1979 年，中国学者吴忠超（霍金的学生）见到这位大师，他日后这样描述："脑后忽然响起一种非常微弱的电器的声音，回头一看，只见一个骨瘦如柴的人斜躺在电动轮椅上，他自己驱动着电开关。我尽量礼貌而不显出过分吃惊，但是他对首次见到他的人对其残疾程度的吃惊早已习惯。吃饭他要用很大努力才能举起头来。在失声之前，只能用非常微弱的变形的语言交谈，这种语言只有在陪他工作、生活几个月后才能通晓。他不能写字，看书必须依赖于一种翻书页的机器，读文献时必须让人将每一页摊平在一张大办公桌上，然后他驱动轮椅如蚕吃桑叶般地逐页阅读。"

活在如此严重残疾的躯体中，霍金证明了黑洞和大爆炸奇点的不可避免性，提出了黑洞辐射理论和量子宇宙论。他指出黑洞因辐射而越变越小，大爆炸的奇点不但被量子效应所抹平，而且整个宇宙正是起始于此。霍金被誉为继爱因斯坦之后最杰出的理论物理学家，1979 ~ 2009 年任卢卡斯数学教授，是英国最崇高的教授职位。他还致力于科普创作，撰写的《时间简史》成为史上最艰深又畅销的科普书。

　　尽管如此，如果能够在做身残志坚的伟人和做健康的普通人之间选择，霍金还是会选择后者吧？盛名之下却连呼吸都如此费力，何不做一个能够自由行走的普通人。

　　我不由想起另一个和霍金有着类似遭遇的人——西班牙影片《深海长眠》中男主角的原型雷蒙·桑佩德罗。他26岁时因一次海边跳水意外导致脊髓损伤，自颈部以下全身瘫痪。1993年，已经在床上躺了20多年的雷蒙展开诉讼，要求西班牙政府准许他由别人协助自杀，此时，他已经50岁了。雷蒙的安乐死请求没有得到政府批准。1996年，雷蒙在友人的帮助下出版了一部描写自己内心的书《地狱来信》，诉说了他这么多年来躺在床上，一切都需要人来照料的经历和感受。1998年，雷蒙在未能证实身份的人协助下终于获得解脱，并将临死前的视频公之于众。西班牙警方随即以协助自杀的罪名逮捕了雷蒙22岁的女友，但之后的一周雷蒙所居住的小镇上几乎所有居民3000多人陆续自首，承认协助雷蒙自杀。

　　雷蒙的死换来人们对安乐死的重新认识。现在，安乐死在西班牙是合法的，我工作过的萨拉曼卡大学神经科学中心附近，就有一家整洁庄严的安乐死医院。每天，都有一些人站在医院外的长廊上等待，没有哭泣、叫喊，人们安安静静地和亲人说再见。

　　我并不认为霍金是英雄而雷蒙是懦夫，雷蒙同样很勇敢，为了生命的尊严，他不惜用死亡来抗争。

　　因为学医的缘故，我见到各种各样由于神经系统疾病而出现运动障碍的人——手脚发抖的帕金森病患者，动作怪异表情夸张的舞蹈症（亨廷顿病）患者，脑血管病导致的偏瘫患者，脊髓外伤或病变导致的截瘫患者……虽然疾病的严重程度不同，他们无一例外地不得不忍受"身不由己"的痛苦。

对于这些患者，可以通过药物、理疗减慢病情的发展或者促进机体自身的修复，也可以通过手术来减轻症状。未来最有希望的方法是进行神经干细胞移植，不过这项技术要用于临床并不是指日可待的事。

人类所有的运动都靠中枢神经系统（脑和脊髓）来支配，其中和运动功能关系最密切的是大脑皮质运动区、基底神经节、小脑和脊髓。即便是拿杯子这样一个简单的动作，都需要数以万计的神经元发生兴奋才能够完成。

神经元一旦死亡就无法再生，但是神经轴突可以再生，控制活动的神经通路可以重建。因此，有些运动功能障碍可以恢复，只是恢复的过程艰难而漫长。

我认识一位女病人，因为车祸导致脊髓受伤，住院治疗。刚刚能够走路了，却不慎摔了一跤，导致脊髓彻底断裂，就在当天晚上，她爬到窗口跳楼自杀。

她住院期间，家人都对她很好，也许正因为此，她不愿意再拖累家人。

这件事让我深感生命的脆弱，作为医生也无可奈何，无能为力。

如果换成是别的病，轻言放弃是可耻的，但如果神经系统和身体失联，这具身体从此无法自由行动，变成心灵的枷锁、他人的负担，那么，又怎么忍心责备舍它而去的主人不加珍惜？

神经系统和身体失联，毕竟是罕见的小概率事件。放在古代，很多人可能很快就死了，然而现代医术的妙手回春，把病人从死亡线上拖了回来，才有这么多催人泪下的悲欢离合，才有关于安乐死是否合理的万般争论。

当然，我不认为严重残废了就应该去死，只是认为生命的质量比数量更重要。像霍金这样的人，尼克·胡哲这样的人，张海迪、史铁生这样的人，他们都很了不起，让我们这些健全人由衷地敬佩和感动。还有像雷蒙这样的人，他们的悄然退场让我们看见死生如昼夜交替，愿生如春花灿烂，死如秋叶静美。

霍金曾说，仰望星空，看见宇宙如此浩瀚，一个人无限渺小，然而这个无限渺小的人竟然能够思考整个宇宙的秘密，是多么令人惊叹的事。而雷蒙，他在梦境中飞行，和心爱的人在海边散步，他迫不及待地要走入下一个梦境。

生命如此美好，存在就是永恒。还是在我们能够活动自如，腾挪跳跃的时候，好好珍惜这不知几世修来的人身吧。

9 同性恋的生物起源

电影《断背山》

《断背山》（2005 年）改编自安妮·普露所著的同名短篇小说，由华人导演李安执导，好莱坞著名影星希斯·莱杰、杰克·吉伦哈尔等出演。

美国怀俄明州的西部，沉默寡言的农夫恩尼斯和热情开朗的牛仔杰克一道被派到山上牧羊，那里人迹罕至，他们与羊群为伴，生活单调无味。一个天寒地冻的夜晚，在酒精与荷尔蒙的作用下，他们做了"不该做的事情"，就此在断背山度过了人生中最美好的时光。

季节性放牧结束，杰克和恩尼斯不得不与对方分离，并各自结婚生子。恩尼斯迎娶了自幼相识的阿尔玛，有了两个可爱的女儿；杰克到了得州，在妻子露琳的家族扶植下事业顺利，还有了一个儿子。虽然彼此真心相应，他们只能每年定期约会。知情的阿尔玛痛苦无比，而他们又无法满足于一年只有几天的团聚……

最终，厮守一生的愿望因杰克的意外身亡而落空。杰克去世后，恩尼斯来到了杰克父母的农场，想把杰克的骨灰带回到二人初识的断背山。在杰克的房间，他发现了一个秘密：初识时他们各自穿过的衬衫被整齐地套在了同一个衣架上。这个秘密让恩尼斯潸然泪下，他意识到杰克是多么爱他，自己又多么爱杰克。但无论爱是多么的浓烈，最终见证它的只有那座壮美苍郁的断背山。

李安说，他拍的不是同性恋，而是爱情，只是这爱情恰巧发生在同性之间。同性之爱，自古有之，并不是多么新鲜的事，但是很多人对同性恋鄙视憎恨，欲除之而后快。

同性恋是怎么产生的？科学家也颇有兴趣。我国神经生物学家、"赛先生"微信公众平台的创办人饶毅，有一部分工作致力于此。据他介绍，雄性动物中有 5% ~ 10% 的个体有同性性行为，人类中这一数值因文化环境等因素有很大不确定性，根据 20 世纪 90 年代初期美国的一个调查发现，2.4% 的男性、1.3% 的女性认为自己是同性恋，而一生中有过同性性行为或认知的高达 7.1%。

饶毅的研究发现，脑内缺乏 5- 羟色胺的雄性动物，对雄性和雌性动物都表现出求偶行为。由于 5- 羟色胺的作用十分广泛，它是否决定动物的性取向值得商榷。此外，Fruitless 基因的表达、脑内多巴胺水平的大幅上升等也是促使动物出现同性性行为的因素。上述实验通过果蝇和小鼠完成，要解释人类的同性恋倾向尚有很大难度。

对人类性取向的最接近事实的研究结果，也许是 2010 年瑞典科学家 Langstrome 等发表在《性行为文献》杂志上的文章。他们在 2005 年到 2006 年随机调查瑞典在 20 岁到 47 岁的双生子，询问他们的性取向，然后分析同卵双生和异卵双生的差别，结论是：对于男性，性取向 34% ~ 39% 来自遗传，61% ~ 66% 来自环境；对于女性，性取向 18% ~ 19% 来自遗传，81% ~ 82% 来自环境。

环境是造成同性恋的主要原因。什么样的环境促使一个人选择同性恋呢？生活在只有同性没有异性的环境里，如监狱、军队，使其只能和同性发生恋情。或者，成长过程中受到异性的伤害，从而对异性产生恐惧。或者，父母关系不和导致其对两性结合形成的家庭感到厌恶。

遗传也是同性恋的重要原因。按说，同性恋没有后代，相关的基因（不仅是 Fruitless 基因，目前发现有 6 ~ 7个基因的突变都可能导致同性恋）为什么没有被自然选择淘汰掉呢？可能的原因是，同性恋的基因在不同性别起不同作用，某一基因在男性导致同性恋，而在女性导致更强生育力，这样在女性中传下这种基因。还有可能是人有两套染色体、每个基因有两个拷贝，其中一个突变和两个突变的效果不同。比如，单一突变增加生育力、两个都突变导致同性恋。

环境和遗传的双重作用，使得人群中的一部分人成为同性恋者。我读大学的年代，同性恋还是被写在《精神病学》的目录里。既然同性恋被认为是一种疾病，就必须进行治疗，其治疗方法大多是通过厌恶疗法使其对同性性行为感到憎恶，例如在其幻想同性性行为时进行催吐、电击或恐吓。这些治疗会减弱同性恋者对同性的爱慕，但并不能改变其性取向，负面效果包括丧失性欲、焦躁、压抑及自杀倾向。

事实上，面对社会对同性恋者的歧视，大部分同性恋者不会光明正大地就医，而是隐藏自己的同性恋身份，和异性结婚生子，悄悄地寻找同性性伴侣。

据我所知，社会上反对同性恋的理由不外乎以下几种：第一，离经叛道。如果大多数的人的行为模式或审美倾向就是"道"，就应该被所有的人遵守，那么为什么不把左撇子都变成右撇子，把单眼皮都割成双眼皮呢？

第二，容易传染艾滋病。这一条可谓言之凿凿、情之切切，确实，同性恋者是艾滋病的高发人群，但是造成艾滋病的根本原因并不是同性性行为，而是性滥交——这一点又恰恰是因为同性恋不被社会接纳，因此很难有固定的性伴侣。假如同性恋的双方没有艾滋病，他们之间的性行为不可能导致艾滋病。在其中一方有艾滋病的情况下，男同性恋者的性行为比异性间性行为更可能传播艾滋病，对此我们能说什么？我们为了防范艾滋病把性行为都杜绝掉吗？

第三，不繁殖后代。繁衍是人类社会得以延续的条件，可是这并不等于说每个人都有繁殖后代的任务。如今的地球，越来越多的物种濒临灭绝，只有人类的数目还在迅速膨胀，由此造成的资源匮乏和环境污染日益严峻，难道我们不可以把"造人"的计划缓一缓吗？

第四，同性恋者可能收养儿童，这种环境下生长的儿童可能存在心理障碍。那么，同性恋者迫不得已和异性结婚，这样的家庭里成长的儿童就幸福吗？

我所听闻的理由，没有哪一条能令我觉得有必要反对同性恋，就像也没有必要提倡同性恋一样。我只能说，那是他们自己的事，在不危害他人的前提下，我们必须尊重每个人选择的自由。

纵观历史，文明的进程体现在人们用平等之心对待他人，出于理性的思考和博爱的精神来制定规则，而不是出于陈旧的教条、人云亦云的标准和想当然的理由。这个世界上并没有绝对的对与错，只有哪一种方式更人道，更优美，更符合善的人性。

曾经，在大学里谈恋爱被认为大逆不道，如今，有谁会对大学校园里的情侣指手画脚？

2005 年，《断背山》上映的时候，美国只有一个州宣布同性恋婚姻合法。其后，陆续有新的州宣布同性恋婚姻合法。2015 年 6 月 26 日，美国的最高法院裁定同性婚姻在全美合法。

这里面有同性恋者的抗争，也有异性恋者的努力。我不知道《断背山》在其中发挥了多少的作用，只知道每一滴为爱流下的眼泪，会洗去世俗的偏见和冷漠的灰尘。

"纵然碎世界为微尘，这微尘中也住着无量有情。所以世界不尽，有情不尽；有情不尽，轮回不尽；轮回不尽，济度不尽；济度不尽，乐土乃能显现不尽。"

愿有情人不再困守于断背山。

10 走出抑郁的阴霾

电影《时时刻刻》

　　1941 年，英国女作家伍尔芙预感到另一次精神崩溃即将开始，并且永远不会好转。留下两封分别给丈夫和姐姐温妮莎的短信后，她用石头填满口袋，投入了她家附近的一条河流。

　　衣食无忧的家庭主妇劳拉，读着伍尔芙创作的《戴罗薇夫人》，那天她正在准备丈夫的生日派对，肚子里怀着他们的第二个孩子。她忽然如梦初醒——这不是自己想要的生活，于是离家出走。

　　克拉丽萨居住在 2001 年的纽约。她的朋友理查德是一个才华横溢、却到了艾滋病晚期的诗人。克拉丽萨活着的动力就是让理查德活下去，理查德最终跳楼自杀，而理查德就是劳拉遗弃的儿子。

　　三个女人，三个时空，她们的故事交织在一起，时时刻刻，充满压抑。

　　有人说这是一部女权主义的电影，这些女人生活在男性主导的社会，就像易卜生笔下的娜拉。她们怀抱梦想，那些梦想不能够实现，因为她们身为女人。

　　其实何止是女人，又有多少男人可以选择自己想要的生活方式，过上心满意足的一生？人生各种不得已，是每个人必须面对的现实，有些人认命了，有些人心灵过于敏

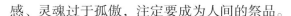

感、灵魂过于孤傲，注定要成为人间的祭品。

"戴罗薇夫人"的影子贯穿影片的全程，她们中了文学的毒，那乌托邦般美好的爱情，复杂细腻的思绪，远离尘嚣的理想之境，仿佛属于另一个世界。她们是落入凡尘的精灵，找不到栖息之所。

抑郁症——我们对此并不陌生，全球抑郁症的发病率约为 3%，而在发达国家的发病率接近 6%。抑郁症以显著而持久的心境低落为主要临床特征。患者的心境低落与其处境不相称，情绪的消沉可以从闷闷不乐到悲痛欲绝，甚至悲观厌世、自残自杀。抑郁症就像"情绪感冒"，每次发作持续至少 2 周以上、长者数年，多数患者有反复发作的倾向，发作后大多数可以缓解，部分有残留症状或转为慢性。

除了心境低落，抑郁症还可表现为思维缓慢、反应迟钝、注意力无法集中。部分患者不想做事，不愿和周围人接触，整日卧床，蓬头垢面，形同"木僵"。部分患者有明显的焦虑和躁狂，严重者可出现幻觉、妄想等精神病症状，还可能伴随体重下降、性欲减退、恶心呕吐等躯体症状。

下列五类人群中，抑郁症比较高发：一是取得一定社会地位的中年人，主要集中在 35 岁至 50 岁，因责任较重，思虑过度而导致抑郁症（想起崔永元）。二是作家，心思缜密，情感细致入微，那些凡夫俗子看来的小伤小痛，在他们会日积月累成为难以化解的悲情（想起三毛、海子、川端康成、海明威、英格丽琼蔻等一连串的名字，真是人间伶俐不如痴）。三是严重的慢性病患者，长时间患病造成性格孤僻。四是婚姻爱情不如意的人，一旦遭遇挫折无人诉说，心理上很容易不堪重负。五是孕妇或初为人母的女性，很多女性还没有做好当妈妈的心理准备，可能因生活环境的剧变感到力不从心而发生抑郁。

有些人身兼多项危险因素也没有得抑郁症，比如林徽因，除了爱情堪称甜蜜（未尝没有压力），其身体羸弱，又逢国运凋敝、颠沛流离，却始终优雅清醒。比如安徒生，一辈子命运坎坷，孤独终老，笔下的童话却生动活泼。可见同样的事发生了，有些人用乐观的态度来化解，有些人陷入抑郁症。

抑郁症的病因尚不清楚，生理、心理与社会环境诸多因素参与了抑郁症的发病过程。生物学因素主要涉及遗传、神经生化、神经内分泌（尤其是 5- 羟色胺的释放）、神经再生等方面。与抑郁症关系密切的心理特质是病前性格特征，如抑郁气质。成年期遭遇应激性的生活事件，是导致出现具有临床意义的抑郁症发作的重要触发条件。然而，以上这些因素并不是单独起作用的，遗传与环境或应激因素之间的交互作用，以及这种交互作用的时间点在抑郁症发生过程中具有重要的影响。

抑郁症需要心理疏导，和各种情绪相关的心理障碍一样，心理疏导可以帮助患者改善认知，客观地看待发生在自己身上的遭遇，保持乐观积极的态度。单纯的心理疏导对中度以上抑郁症是不够的，药物治疗是中度以上抑郁症的主要治疗措施。目前临床上一线的抗抑郁药主要包括选择性 5- 羟色胺再摄取抑制剂（代表药物氟西汀、帕罗西汀、舍曲林、氟伏沙明、西酞普兰和艾司西酞普兰）、5-

羟色胺和去甲肾上腺素再摄取抑制剂（代表药物文拉法辛和度洛西汀）、去甲肾上腺素和特异性 5-羟色胺能抗抑郁药（代表药物米氮平）等。这些药物对缓解抑郁症患者的症状有明显效果，但也有较明显的副作用，必须在医生指导下适时适量地使用。

运动被认为是预防和治疗抑郁症的有效方法，体力劳动者鲜有患抑郁症，因为运动促进脑内神经递质的合成和释放的平衡，并且运动的时候，人也没有心思去想那些烦心事。曾经有位抑郁症患者想自杀，医生百般治疗无效，便说："去跑步吧，跑到累死为止。"跑着跑着，患者心上的阴云消散了，跑到筋疲力尽的时候，一种如释重负的感觉使他再也不想死。

食物也可以为防治抑郁症助一臂之力。效果突出的抗抑郁食物包括：①深水鱼，鱼油中的 Ω-3 脂肪酸可促进脑细胞的正常代谢，使人的心理焦虑减轻。②香蕉，能促进 5-羟色胺的合成，降低血压，缓解紧张情绪，被誉为开心食品。③柑橘类水果，丰富的维生素 C 维持人体正常代谢，缓解心理压力，独特的芳香气味有助于减压。④菠菜，含有大量铁质和叶酸，促进造血和血液循环，使人精神振奋。⑤大蒜，缓解疲劳，减轻焦虑，使人不容易发怒。⑥樱桃和蓝莓，丰富的花青素对抗氧自由基的损伤，对神经系统有很好的保护作用。⑦牛奶等含钙丰富的食物，钙可以稳定情绪，减轻愤怒和焦虑。⑧鸡蛋、海鲜、枸杞等含硒丰富的食品，适量的硒元素有着很好的排毒、抗氧化、改善情绪的作用，其重要性日益受到关注。美味的食品本身就是快乐的来源，热爱美食的人不容易得抑郁症。

　　"人活天地间，不乐复何为?" 大自然的美丽或许是抑郁症最好的治疗师。奥地利王室的茜茜公主有很长一段时间因为宫廷生活的繁琐刻板患上了抑郁症，她用四处旅行治愈自己的病。她最喜欢的希腊群岛，碧海蓝天，爱琴海上波光粼粼，有谁会在宛如仙境的地方自怨自艾呢?

　　也许我们不得不忍受城市的雾霾、在灰蓝色的天空下生活;也许我们不得不在职场打拼，在平凡的生活里慢慢老去;也许我们还没有得抑郁症，但是抑郁的感觉如黑鹰的翅膀在头顶不断盘旋——与其坐以待毙，为什么不奋力一搏，重新开始?

　　《时时刻刻》 中的劳拉，离家出走，众叛亲离，即使不被原谅，她也没有后悔，因为她总算忠诚于自己的内心，活出了另一茬生命。

　　而伍尔芙，即便死于抑郁症的折磨，她在给丈夫的遗书中写道:"我再也不能拖累你的生活了，但我确信，没有哪两个人像我们这样快乐地生活过。"

　　最可怕的不是抑郁症，而是空洞虚无的人生。倘若欢笑有时，流泪有时，趁着泪水尚未干涸，我宁愿更多地流泪，并且拥抱那些欢笑流泪的日子。

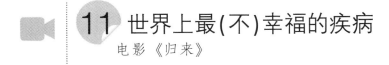

11 世界上最(不)幸福的疾病
电影《归来》

　　《归来》改编自严歌苓的小说《陆犯焉识》，讲述的是大时代背景下的个人遭遇。20 世纪 70 年代初，与家人音讯全无、隔绝多年的劳改犯陆焉识在一次农场转迁途中逃跑回家。这给怀抱芭蕾舞梦想的女儿丹丹带来了巨大压力，她阻止母亲冯婉瑜与父亲相见。夫妻二人近在咫尺却又相隔天涯。"文革"结束后，陆焉识平反回家，却发现深爱的妻子因为患病已经不认识自己，他想尽各种办法唤醒妻子的记忆，却终归徒劳，只能和妻子一起默默地等候着爱人的归来。

　　原著中明确说冯婉瑜患的是老年性痴呆，电影中说是"心因性失忆"，也许是为了多留给观众一些希望。冯婉瑜的症状很像老年性痴呆患者的早期表现：买油条，付完钱忘记拿油条就走；想泡茶，掀起杯盖后想不起要做什么；写字的时候忘记笔画；房间里贴着字条提醒自己不要忘记一些事情，这些都是老年性痴呆的典型表现。如果仅仅是失忆，陆焉识可以通过摆事实、讲道理让妻子知道自己是谁。妻子有几次几乎要认出他了，转眼又毫不留情地要他出去，并不是失忆那么简单。

　　老年性痴呆，学名阿尔茨海默病（简称 AD），是一种起病隐匿、进行性发展的神经系统退行性疾病。临床上以记忆障碍、行动障碍以及人格改变等表现为特征。其病因复杂，可能的病因包括：①遗传。流行病学研究提示，家族史是该病的危险因素。AD患者的家族成员中AD发病率高于一般人群，并且先天愚型的发病率也较高。②环境污染。重金属、有机溶剂、杀虫剂、药品等大量使用是现代社会老年性痴呆高发的重要原因，其中铝的作用一直令人关注，可能由于铝在神经细胞内的蓄积，导致了蛋白质的变性。③伴有意识障碍的头部外伤，影片中冯婉瑜曾被追捕陆焉识的人推倒在地、头破血流，后来又被"革委会"成员方师傅殴打过，可能因此犯病。④其他一些疾病，以及丧偶、独居、经济困难、生活颠簸等社会心理因素均可成为发病诱因。

老年性痴呆的病情发展通常分为三个时期：早期记忆力减退，判断能力下降，患者不能对事件进行分析、思考、判断，难以处理复杂的问题；工作或家务劳动漫不经心，出现社交困难；仍能做些已熟悉的日常工作，但对新的事物表现出茫然，情感淡漠。中期记忆力减退明显，不能独立进行室外活动，在穿衣、个人卫生等方面需要帮助。可见失语、失用（不能做精巧动作）和失认（认不出亲人），情感由淡漠变为急躁不安，常走动不停。晚期记忆力严重丧失，日常生活不能自理，大小便失禁，肢体僵直，最终昏迷，一般死于感染等并发症。

由于老年性痴呆进程缓慢，历经十几年甚至几十年，所以在发病的早期，患者和常人没有明显差异，甚至某些患者情绪会比较愉悦，好像又回到了无忧无虑的童年。我有个同事的爷爷90多岁了，患有此病，他原本挺严肃，得病之后经常莫名其妙地发笑，很开心的样子。

冯婉瑜得病前心里很苦，得了这个病，除了每个月5号去火车站接陆焉识，其他的事情都放下了，即便接不到陆焉识，也没有伤心流泪。陆焉识给她念信，她听得半懂不懂，若真是懂了，她怎能心静如水，又怎会认不出陆焉识？倒是陆焉识，对着生病的妻子一次次伤心落泪，这让人不由想起佛经中的话："由爱而生忧，由爱而生怖，若离于爱者，无忧亦无怖"。

可惜，老年性痴呆导致的"无忧亦无怖"和觉悟导致的"无忧亦无怖"还是不同吧？如果能够选择，相信每个人都不愿意成为老年性痴呆的患者，患者的家属更是期盼着患者康复。随着老龄化社会的到来，老年性痴呆的防治越来越受到关注，成为医学和生物学研究的热点。

近年的研究发现，老年性痴呆患者的神经元会出现淀粉样变性蛋白，使神经纤维发生缠结，并导致神经细胞的坏死，如能对编码该蛋白的基因进行调控，就能阻断该病的进程。动物实验已经可以通过免疫学方法减少淀粉样变性蛋白的产生，甚至清除已经形成的蛋白斑块。

氧自由基的损伤是造成神经元衰老、死亡的重要原因，使用银杏叶提取物、褪黑素、金丝桃苷、五味子酚、姜黄素、维生素C、维生素E等抗氧化剂，对预防和治疗老年性痴呆有一定的效果。新鲜的水果蔬菜中含有丰富的抗氧化剂，蛋类、鱼类、肉类中的维生素B_{12}对于预防老年性痴呆也是必要的。

乙酰胆碱是和学习、记忆相关的重要的神经递质，90%的老年性痴呆患者脑内缺乏乙酰胆碱，因此使用提高乙酰胆碱水平的药物可以改善患者记忆。常用药品如胆碱酯酶抑制剂多奈哌齐、利斯的明等。

激素水平的减退可能引发神经细胞的损伤。研究发现，适当补充雌激素或男性睾丸素可缓解某些老年性痴呆患者的症状。

随着研究的深入，越来越多的药物将用于老年性痴呆的治疗。

和很多疾病一样，老年性痴呆的发现越及时，治疗效果越好。医院一般都有一套智能量表，类似于网络常见的测试题，可以对老人的记忆力、思考能力等进行量化打分，从而提供诊断依据。进一步的检查包括 CT、脑电图和脑脊液检测，将老年性痴呆和其他原因造成的痴呆区分开来。

对于老年性痴呆的患者，家人应给予特别的照顾。要拆除家中诸如厕所、厨房等处并不是非常重要的门锁，防止老人把自己反锁困住。要把可能伤害患者的东西（如药物、打火机、可放进嘴里的小杂物）找出来并收好，患者可能会随手抓起东西就吃。要监督老年性痴呆的患者按时服药，因为患者经常拒绝或忘记服药。要不断地给予老人各种"刺激"，如聊天、逛街、郊游、回忆往事，培养多种业余爱好，可保持大脑兴奋性，延缓神经衰退。不要让患有老年性痴呆的老人单独外出。北京市每年有近 3000 起老人走失案件，大部分都与老年性痴呆患者有关，可以制作一个小卡片，写上家庭住址，联系人电话等，放在老人的衣袋里，防止老人意外走失。

老年性痴呆的老人，真像一个孩子，只是孩子的心智渐渐成熟，而老人的心智越来越衰退。

即便不得老年性痴呆，衰老也无情地剥夺一个人身上最美好的品质：旺盛的精力、敏捷的思维、多年培养而成的学识和个性……就像时间的沙漏，一点一滴在血脉中流逝，哪怕盖世英雄、倾城颜色，都在时间的刀剑下溃不成军。

如果不得不老去，但愿能优雅地老去，在某一个还算明朗的节点戛然而止，让那牵手带我们来这尘世的，从容带我们回家。回去的路上，也许有个声音会问：是不是还没有玩够呀？

那时我们唱过的歌、流过的泪、爱过的人、经过的悲欢离合，都将提醒我们，我们已经度过了不能比这样更幸福的一生——而所有的不幸，也终于被宽恕。

12 无数大脑拒绝思考

电影《僵尸世界大战》

波士顿一个毫无征兆的宁静早晨，前联合国调查员盖瑞驾车载着妻子凯伦和两个女儿外出。他们遭遇了一场堵车，突然，远处传来连环的爆炸声，惊恐逃散的人群和疯狂啃咬人类的僵尸如潮水一般涌来，被僵尸咬伤的人瞬间也变成了僵尸。

盖瑞带着妻女奋力逃生，最终逃到联合国副秘书长所在的航母上。他得知包括美国总统在内的数名大国首脑均已死亡，僵尸们已扩散到全球。为了阻止世界毁灭，盖瑞和病毒学博士法斯巴克前往僵尸的发源地寻找解除危机的办法……

大约从 20 世纪 60 年代开始，有关僵尸（或称丧尸、活死人）题材的电影开始风行起来。其中比较著名的有《生化危机》《我是传奇》《活死人归来》《丧尸出笼》《惊变28 天》等，近年热播的美剧《行尸走肉》也堪称经典，场面逼真和情节紧凑不亚于电影。与之对应的，僵尸产业蓬勃兴起，出现了防僵尸车、防僵尸木屋、防僵尸游艇……有人写了一本畅销书《僵尸生存指南》，教人们如何在僵尸横行的世界中求生以及逃生，并历数世界五大洲30 多个国家曾发生过的僵尸瘟疫，好像世界上真有僵尸这么回事。

世界上确有类似僵尸的疾病，比如狂犬病。狂犬病是人被带狂犬病毒的狗、猫、狼、蝙蝠等动物咬伤或抓伤所致。狂犬病毒能沿末梢神经的轴浆逆行向中枢神经扩散，到达脊髓背根神经节后，病毒即在其内大量繁殖，然后整个侵入脊髓和脑，尤其侵害脑干和小脑等处的神经元。此时患者极度恐怖、恐水、怕风、咽肌痉挛、呼吸困难，部分患者神志失常、有冲撞嚎叫甚至咬人的表现。被狂犬病患者咬伤的人也有可能患狂犬病，但世界卫生组织称目前尚无这样的病例。

此外，令人死得很难看的埃博拉病毒、食用已故亲人脏器而引发的库鲁病、因为卟啉代谢障碍而面目狰狞的卟啉病等，都和僵尸们有着或多或少的关联。不过从神经科学的角度看，一种疾病要造成真正的僵尸，那可是相当有难度。

首先，这种疾病的定位要非常精确，只损伤大脑（即脑的高级功能所在区域），而对负责运动的小脑、负责延续生命的脑干秋毫无犯。对大脑的损伤也不能殃及皮质运动区和感觉区，而仅仅局限于皮质的联合区。这样，僵尸们才可以行动自如，依然拥有正常的感觉，从而对人类发动进攻。

其次，这种疾病要改变人的消化系统。毕竟，人属于杂食动物，而且通常是以素食为主的，吃生肉会不消化。僵尸人如果要吃人，牙齿必须要锋利、胃酸浓度要升高、肠道内的菌群要和常人不一样。消化系统在短时间内发生变异，是决定人能否变成僵尸的关键一步。

再次，这种病的传播速度必须很快，如果像狂犬病毒那样以每小时 3 毫米的速度慢慢爬进中枢神经系统，没等病情完全发作僵尸就被人类控制并隔离了，不可能在人群中大规模传播。

某些僵尸还能够起死回生，那就更匪夷所思了。他在神经系统退化的同时其他系统高度进化，自我修复能力超强，简直要打破自然法则。总之，除非有大批科学家热衷于研制僵尸病毒，自然界突然冒出僵尸的可能性几乎为零。

既然僵尸不存在，为什么人们那么喜欢看关于僵尸的电影？除了恐怖诱发的快感，另一个值得思考的原因是：这个社会里越来越多的人正在变成"僵尸"。比如说，你去医院打针，护士随手一扎、一言不发，不是像"僵尸"么？你摔倒了，没有人扶你，路过的人不是像"僵尸"么？有些人除了上班就是玩手机，走路头都不抬，不是像"僵尸"么？生活在这种"僵尸横行"的世界上，不能不令人感到悲哀和恐惧，也许需要更恐怖的僵尸电影，才能把我们受的惊吓抚平。

世界布满"僵尸"的另一个表现是：大家都追求一样的潮流，一样的人生目标，一样的思维模式。大批的人朝着一个方向前进，也不问前面到底是什么，有没有更好的目的地。反正从小就被灌输了一样的理想，朝着既定的方向奋斗就是。

工业社会的进展，把人们都锚定在某个具体的岗位上，人容易被异化为一件工具。被异化的人不需要头脑进行复杂的思考，只需要日复一日完成既定的程序就可以了。对体力劳动者如此，对脑力劳动者亦如此。就拿高校来说，假如规定教师每年发多少论文，申请到多少科研经费，教师会慢慢被异化成写论文的机器、做实验的机器、申请项目的机器，而不去考虑这么做到底有什么意义。

商业浪潮的席卷，用物质需求取代了人们的精神需求。你想受人尊重么？买名牌包包会让你获得明星般的瞩目。你想生活幸福么？买一款智能电器会让你的生活多姿多彩。你喜欢和朋友聊天吗？微信帮你把数十年不见的朋友统统找回来。你想到大自然走走吗？空调和高档装修让你生活在四季如春的精致鸟笼里。

现代社会某种意义上说越来越拉远人与自然、人与人的距离，使人性最真实的需要越来越多地被物质需要和虚拟空间的联系所取代。如果不警醒，越来越多的人可能成为赫伯特·马尔库塞所说的"单向度的人"——失去自我，随波逐流，丧失创造力和精神追求，放弃人类大脑最宝贵的功能。

早在两千多年前，孔子就说过"君子不器"。人不能变成一种器具。君子固然要有一技之长立足社会，更要努力提升自己的人格到更高的境界。古往今来无数的智者在人类的精神世界潜心探索，为的是让人成为真正的人，而不是只有血肉之躯的活死人。

这是一个最好的时代，也是一个最坏的时代。最好的时代是：前人的智慧已经为我们积累了如此丰厚的物质和精神财富，社会制度也比以往的任何时代文明和开化，我们完全有可能在此基础上建立最适合自己的生活方法，实现快乐而有意义的一生。最坏的时代是：生存环境不断恶化，国际纷争不断，国内的竞争压力也越来越大，放弃思考，及时行乐，按照大多数人的活法活着，也许是最省心省力的选择。

我无意评判任何一种选择，只想说：如果不想变成僵尸，就请多多使用大脑吧。我们拥有的最神奇的财富，就是我们的大脑，它是这个宇宙的奇迹，它能够帮助我们做出改变，驱使我们不断向前去追寻梦想。在这个过程中我们将要遭遇苦楚，经历很多困难时刻，面对许多失望，但最终我们会活出鲜活的生命。

世界上少一个僵尸，就多一份希望。

《僵尸世界大战》的最后，成群的僵尸被赶进体育场焚烧，挣扎着化为灰烬。我想，这也未必不是人类社会面临的一种可能的结局。那就是放弃了使用大脑的人类互相倾轧、欺压和掠夺，在资源越来越匮乏的环境里沦为一群野蛮原始的野兽。当然，我不愿意对人类的明天抱如此悲观的想法，我更愿意相信，就像历史上每一次战争之后文明之花会重新绽放，人类——终将战胜各种灾难，在宇宙的洪荒里续写更壮丽的未来。

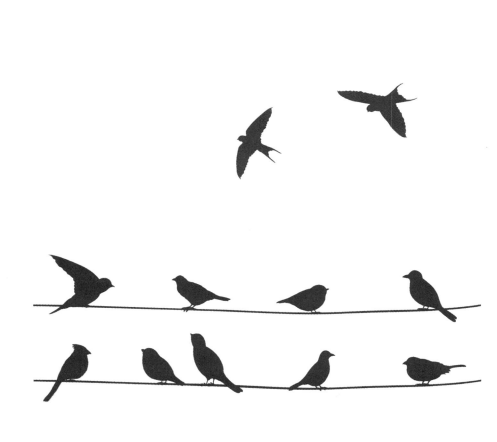

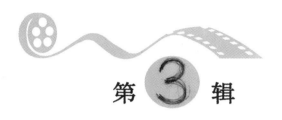

第 3 辑

我和未来有个约会

1 下个世纪的人工智能

电影《我，机器人》

　　故事发生在公元 2035 年，智能机器人作为最好的生产工具和人类伙伴，逐渐深入人类生活的各个领域。由于机器人"三大法则"的设置，人类对机器人充满信任，很多机器人甚至已经成为家庭成员。

　　总部位于芝加哥的 USR 公司开发出了更先进的 NS-5 型超能机器人，就在新产品上市前夕，机器人的创造者朗宁博士在公司内离奇自杀。黑人警探斯普纳接手了此案的调查，他根据对朗宁博士生前在 3D 投影机内留下的信息和对自杀现场的勘查，怀疑对象锁定了朗宁博士自己研制的 NS-5 型机器人桑尼，而公司总裁罗伯逊似乎也与此事有关。

　　斯普纳结识了专门研究机器人心理的女科学家凯文，随着二人调查的深入，真相一步一步被揭露出来：机器人竟然具备了自我进化的能力，他们对"三大法则"有了自己的理解，随时会转化成整个人类的"机械公敌"。斯普纳和凯文开始了对抗机器人的行动，一场制造者和被制造者之间的战争拉开序幕。

　　这部上映于 2004 年的电影使用了阿西莫夫同名小说中的一些元素，走的是好莱坞商业大片的套路。尽管如此，黑人演员威尔·史密斯的出色演技、流畅的叙事节奏、未来城市宏大明亮的画面感、机器人敏捷的身手和迷人的表情，令这部电影称得上经典的科幻片。

最令人印象深刻的是有一双湛蓝眼睛的机器人桑尼，他肩负重大使命，富有情感，一边痛苦地选择，一边果断地付诸行动。他的动作是那么潇洒优美，干净利落。从摩天大厦上飞速跳下，在机器人仓库里击倒警察，轻轻将铁门一撕……每一个动作，每一个眼神，每一个疑问，让人觉得，他才是真正意义上的人，而人类在他的面前如此不完美。

我们有生之年，能看见这样的机器人吗？可能性非常小，乐观地估计，到了下个世纪，随着生命科学和计算机科学的长足发展，智能机器人被研发和普及的时代将会到来——假如我们活得足够长，才有希望看到。

1956年夏季，以麦卡赛、明斯基、罗切斯特和申农等为首的一批有远见卓识的年轻科学家在一起聚会，共同研究和探讨用机器模拟智能的一系列有关问题，并首次提出了"人工智能"这一术语，它标志着"人工智能"这门新兴学科的正式诞生。

简单地说，人工智能就是让机器能够像人一样思考。科学家已经制造出汽车、火车、飞机、收音机、电视机等机器，它们模仿某些身体器官的功能，那么能不能模仿人类的大脑呢？

20世纪计算机的出现，使人类真正拥有了一个可以模拟人类思维的工具，在以后的岁月中，无数科学家为了计算机的功能升级而努力。计算机变得越来越"聪明"了。1997年5月，IBM公司研制的深蓝（Deep Blue）计算机战胜了国际象棋大师卡斯帕洛夫，令人们对人工智能刮目相看。

　　尽管计算机在运算速度和信息储存方面远胜于人脑，但是要它从一群人中辨识出一位朋友，或者穿越一条车水马龙的街道，这种连小学生都能轻而易举解决的问题，它却无能为力。还有被叔本华称为"世界之结"的最大谜题——意识，现在的计算机谈都谈不上。

　　20 世纪以来，以软件升级为主要手段的弱人工智能不断地迅猛发展，尤其是 2008 年经济危机后，美国、日本、欧洲各国希望借机器人实现再工业化，工业机器人以比以往任何时候更快的速度发展，更加带动了弱人工智能和相关领域产业的不断突破，很多过去用人来做的工作如今已经能用机器人实现。

　　民用方面，越来越多的电子产品添加了弱人工智能的技术，比如手机，从只能打电话发展到具备自行安装软件、游戏、导航、传感等多种功能。传统的家用电器增添了人性化的设计，还出现了各种智能化的新家电，如自动炒菜机、饮料机、扫地机、电动平衡车、远程开关家电的智能插座。

　　强人工智能则暂时处于瓶颈。所谓强人工智能，是指机器能够像人类一样思考和选择，并以前所未有的方式解决问题，这也就意味着计算机可以自动编程。科学家设想，如果我们搞清楚了大脑皮质的基本单元（由约 10 万个神经元构成的垂直分布的功能柱）的功能，制作出相应的芯片，把这些芯片按照大脑的组织方式搭建起一个多层次、有广泛联系的系统，那么就可能造出真正的智能机器。人造芯片的运行速度比人脑快，也不受人体体积有限的限制，新的智能机器的聪明程度可以远超人脑。

怎样模拟人类大脑的功能柱呢？这需要比"人类基因组计划"更庞大的资金的支撑。目前，模拟单个功能柱就需要两台当今世界上功能最强大的超级计算机，而人脑中有上百万个这样的功能柱，彼此之间有着极为复杂的联系，光是制造几百万台超级计算机已是难上加难的任务，更别说把它们按照人脑的结构组织起来。

我们要制造出桑尼那样的超级机器人，有一系列的技术难题需要解决：

第一，破解学习和记忆的密码。目前我们只知道低等动物是如何学习的，对于高等动物的学习记忆的机制，一直停留于种种假说。并且，生命体的各种功能最终是通过蛋白质构象的改变来表达的，无机材料能否模拟出蛋白质神奇复杂的生物特性，也是一大难题。

第二，具有自如的行动能力。人类通过眼、前庭器官、本体感受器的信号传入，大脑运动皮质、小脑等中枢神经的整合，脊髓的神经冲动传导及神经－肌肉的信号传递来进行运动。运动的过程中，不断地通过神经反射来调整身体的姿势。人类的骨骼、关节、肌肉的结构非常精巧，可以把身体重力分散在两只表面积不大的脚掌上。目前的机器人虽然可以通过传感器躲避障碍、完成简单的反射动作，甚至互相之间踢一场足球，但是离人的行动还有很长的距离。

第三，人机互动。语音识别技术已经能使人和机器之间完成简单的语言交流，但是语言信号中含有大量的冗余信息，如何剔除这些冗余信息，提取真正有意义的声信号，是实现人机对话的技术关键。

第四，情感与表达。目前的脑科学只知道情感与哪些脑区有关，至于它究竟是如何产生的，产生之后如何上升到意识层面并影响言行，该领域的研究几乎还是一片空白。人类靠丰富的面部表情和肢体语言表达情感，这一点机器人也很难模仿。

第五，安全性。阿西莫夫曾提出经典的机器人"三大法则"：①机器人不得伤害人类，或坐视人类受到伤害；②除非违背第一法则，机器人必须服从人类的命令；③在不违背第一及第二法则的前提下，机器人必须保护自己。"三大法则"看似完美，实际隐藏着漏洞，《我，机器人》中的主体电脑"薇基"就说出了这样的话：根据机器人三大法则，为了保证你们人类正常地持续发展下去，人类的某些自由必须放弃。因为人类总是不断自相残杀、发动战争和互相欺诈，你们就像孩子一样，我们必须拯救你们……

下个世纪，如果高智能机器人能够问世，人类的许多法律都将改写，尤其是婚姻法、刑法和遗产继承法。整个人类生产和生活的秩序都将因之而改变。机器人发展的极限，将是人类理性和创造的极限，而任何一样东西发展到极限，也许就意味着毁灭。

未来不知道是福是祸。根据墨菲定律，一切可能发生的事情终究是会发生的。我们此刻所能做的，就是静静地等待和希望吧。

2 当电极插入人脑

电影《黑客帝国》

22世纪末，具有了自我意识的机器与人类为敌，几乎所有人类被插入电极，生活在计算机矩阵所呈现的梦幻世界里。

网络程序员尼奥对这个看似正常的世界产生了怀疑。他结识了黑客崔妮蒂，并见到了黑客组织的首领墨菲斯。墨菲斯告诉他，世界其实是由一个名叫"母体"的人工智能系统控制，人们就像他们饲养的动物，没有自由和思想，而尼奥是能够拯救人类的救世主。

在墨菲斯训练下，尼奥成为一名厉害的黑客，他进入矩阵修改程序、用意念和对手搏斗。尼奥和其他黑客们一起，为反抗母体和机器兵团的统治而战斗。

《黑客帝国》系列堪称令人"脑洞大开"的科幻电影。丰富的想象、夸张的视觉效果、哲学的思考贯穿其中。那么现实世界里，会发生电极插入人脑的事件吗？这种事其实早就发生过，还在不断发生着。

20世纪中叶，加拿大神经外科医生彭菲尔德（Wilder Penfield）采用切除病灶的方式治疗癫痫病。为了确定病灶的位置，他用一根很小的电极刺激皮质，这不可避免地会刺激到皮质的正常部位，由此发现很多有趣的现象。刺激初级视皮质时，患者看到闪光；刺激听皮质时，患者报告听到了声音；刺激皮质运动区会引起相应部位的运动。最令人惊奇的是，刺激颞叶联合区时，患者非常生动地体验到了以往的经历，有点像做梦，但是非常清楚。

人类大脑皮质的功能定位能够被了解并绘制成图谱（例如皮质运动区与人体运动系统的投射关系），就是通过一些外科医生对癫痫患者等施行手术时电刺激不同区域，一点一滴积累而成。

某些脑部疾病的治疗采用了颅内埋置电极的做法。帕金森病患者的大脑黑质中多巴胺能神经元的功能下降，使其不能释放足够的多巴胺来调节患者的运动功能。虽然可以口服左旋多巴类药物来缓解症状，但是效果并不理想。新的治疗方法是在颅内埋藏电极，刺激多巴胺能神经元，令其自行分泌多巴胺，这样，多巴胺能神经元不会在外源性药物的负反馈调节下"每况愈下"，并且治疗效果也更加显著。

也许有人会问，电极插入人脑会不会有生命危险？大脑这个器官很奇特，除非伤及它的"生命中枢"，如调节呼吸、心血管活动的神经核团，否则并无生命危险。曾经有一个名叫盖奇的美国筑路工人，被爆破时飞射出来的铁棒从左颧骨插入，穿过头顶飞出。他自己站了起来，送到医院的时候还和医生打招呼说："医生，这可有得您干了。"至于子弹射穿之类导致的死亡，主要是因为大出血以及血块压迫对"生命中枢"的损伤。上一个病例中，铁棒侥幸没有碰上大血管，细若发丝的电极在手术过程中也会尽量避开血管。

《黑客帝国》中插入电极的目的不是治病，而是输入各种感觉信号，使人恍如生活在虚拟的计算机矩阵里。矩阵里美味的牛肉和葡萄酒，不是真的食物，而是通过一系列代码激活了相应的味觉皮质。现实中，感觉信号的输入也可通过机器来完成，并且发展为一门新兴技术——"脑机接口"。

电子耳蜗是目前最成熟的"脑机接口"。正常人通过耳蜗的毛细胞实现声电换能，把声信号变成神经冲动（电信号），然后通过听神经传入中枢。某些病人的毛细胞受损，但听神经还是完好的，科学家给病人植入电子耳蜗，恢复其听力。

电子耳蜗包括体外和体内两部分。体外部分收集声音，把声音转换成电信号，体内部分主要是阵列电极，把代表不同频率声音的电信号传递给听神经，再通过听神经传入中枢产生听觉。使用电子耳蜗，听到的声音和正常人有一些区别，但是通过训练之后，可以流畅地和正常人交谈。

与电子耳蜗类似的电子视网膜也已问世，并用于视网膜受损的盲人。盲人要戴上特制的装有微型摄像机和信号发射装置的眼镜，摄像机捕捉到的图像信号以无线电波的形式传输给植入眼球的阵列电极，刺激视神经并将信号传入大脑。

由于视觉中感光细胞的数目远多于听觉中的毛细胞，而阵列电极的电极数目有限，因此目前的电子视网膜效果没有电子耳蜗那么好。使用者可以分辨杯子、盘子和刀，可以看到运动，可以避开大型障碍物，但还不能识别人脸。

原则上说，各种感觉信号都可以通过人工换能装置和阵列电极传入，随着阵列电极越来越精巧、密集，感觉传入的效果将越来越逼真。

"脑机接口"的另一个发展方向是信号输出——用意念驱动机器。

20 世纪 90 年代，美国的尼柯莱利斯（Miguel Nicolelis）教授训练大鼠用意念来喝水。本来，大鼠是用前爪压动杠杆来喝水的，尼柯莱利斯教授检测到和这一动作有关的脑内 46 个神经元，并且通过电极把这 46 个神经元的兴奋连接到自动出水的机器上。这样一来，只要这 46 个神经元兴奋，机器就会工作，水就会自动流出来，大鼠只要"想一想"就有水喝，犯不着再去"动手"。

大约 10 年后，尼柯莱利斯完成了难度更高的实验，训练猕猴用意念来控制机械臂。猕猴的脑中插了几百根微电极，这些微电极和机械臂的控制系统相连，能使机械臂移动并握紧。通过训练，猕猴可以让机械臂四处挥舞，抓住某样东西。2008 年，尼柯莱利斯的猴子用意念驱动一台远在东京的机器人稳步行走，成为《纽约时报》科学版的头条新闻。

类似的研究在世界各地进行，其成果已被用于帮助瘫痪患者恢复运动能力。1998 年，一位名叫约翰·雷的中风患者接受了电极植入手术。手术前他不能动、不能说话，连呼吸都要通过插管来维持。手术将阵列电极插入他控制左手的皮质运动区。当他想象左手的运动，神经元的兴奋通过电极引导出来，支配计算机屏幕上光标的运动。通过几个月的训练，他可以随心所欲地移动光标来打字，再通过发声程序把打出来的字"说出来"。

"脑机接口"虽然可行,但是要达到《黑客帝国》里那种人机合一的地步,还有漫长的路要走。首先,阵列电极中电极的数目有限,不可能给每个神经元都插上电极。其次,电极的插入是有创伤的,存在出血和感染的可能,非到万不得已不会轻易使用。这两点使得"脑机接口"在正常人身上使用的可能性极其渺茫。

科学家开始尝试无创性的"脑机接口",通过脑电波等信号完成对接,虽然困难重重,实验仍在进行之中。

假如这一技术获得突破性进展,会发生什么?也许我们可以实现梦寐以求的"心想事成",仅仅依靠意念,就完成愚公移山的壮举。另一方面,一个仅仅有犯罪动机的人,可能已经是真正的罪犯。光怪陆离的梦境,可能就是活生生的现实。

脑科学将带我们走进一个不可思议的世界。

科学家们可不管我们对未知世界的恐惧,作为脑科学最有前途的应用领域,人脑与机器之间的故事正一往无前地延续着。

3 探索潜意识之谜

电影《盗梦空间》

《盗梦空间》堪称史上最考验智商的电影，环环相扣、逻辑严谨又出人意料的梦境和现实交织在一起，令观者分不清是幻是真。男主角柯布专门盗取别人梦境中的信息，这一绝技使他成为杰出的商业间谍，也使他失去了爱妻，沦为国际逃犯。为了回归正常的生活，柯布接受了最后一次任务。这一次，柯布的任务不是盗取思想，是在他人的头脑中植入思想。目标人物防御重重，看不见的对手虎视眈眈，柯布能如愿以偿吗？

随着"造梦"工程的深入，观众的脑海里浮出朵朵疑云：真的能进入别人的梦境吗？两个人的梦境可以相通吗？存在梦中梦吗？梦中的自我是真实的自我吗？当海边的悬崖雪崩般倾塌，不可思议的场景一幕幕浮现，我们不禁惊叹梦境的雄奇。当柯布的妻子劝说他停留在没有犯罪感和死亡威胁的梦境里，我们也忍不住微微叹息，究竟是人生如梦还是梦如人生，何者才是我们栖居的乐土呢？

要回答上述问题，我们首先要知道什么是梦。梦是脑的高级功能，除了人类会做梦，某些哺乳动物也可能存在梦境，但是无人知晓它们的梦境到底如何。关于梦的科学研究从脑电图的记录开始。1953 年，美国芝加哥大学的柯立行曼（Rleitman）教授对一批受试者进行实验，让他们戴着特制的电极帽入睡，监测整个睡眠过程的脑电波。柯立行曼教授发现：每当受试者的脑电波出现快波时，眼球会快速转动，仿佛闭着眼睛在看什么东西。这时唤醒他们，他们通常说正在做梦。而脑电波为慢波时，受试者没有快速眼动，被唤醒时大多说没有做梦。由此可知，梦是与脑电图的快波及快速眼动相联系的。整夜的睡眠过程中有 4～6 个快波睡眠的周期，会做 4～6 个梦，共 1～2 小时的时间在梦境中度过。我们往往觉得梦境中的时间很漫长，可能是没有参照物的缘故。

关于梦的科学研究此后没有获得突破性进展，因为脑的高级功能研究起来难度太大，而且研究者难以获得现实效益——比如，盗梦。"盗梦"这个词听起来很有趣，但是仔细想一想，你要通过自己的梦境进入他人的梦境，这两个梦境之间的通道是什么？是让两个人的大脑变成一个人的大脑吗？显然不可能。是用电极在两个大脑之间进行对接吗？试问电极插在哪里，又如何精准无误地在亿万脑细胞之间传递信号。是通过脑电波干扰吗？本书前面的章节已述及，脑电波干扰的效应几乎不存在，就是存在也不可能操纵对方的意识和潜意识。

脑科学的研究者常常把脑比喻成一个"黑箱"，梦境可谓是"黑箱中的黑箱"。我们往"黑箱"里输入一些信号，虽然不知道里面到底发生了什么，但是大致知道会输出什么信号。也就是说，脑的感觉、运动、学习、记忆、情绪、意识……这些功能比较有规律，比较有迹可循。而梦境却是天马行空、来去自由，你不知道今晚会做美梦还是做噩梦，不知道会梦见谁，梦里有怎样的悲欢离合。

但梦境并非毫无线索，著名的奥地利心理学家弗洛伊德，为我们奉献了一本《梦的解析》。学术界对于弗洛伊德历来有两种截然不同的态度，追随者奉为圭臬，反对者嗤之以鼻，这些不妨碍我们对这位精神分析学派的鼻祖做一个大致的了解。弗洛伊德认为，人具有潜意识，潜意识是指不能进入或很难进入意识中的经验，它包括原始的本能冲动和欲望，特别是性的欲望。潜意识虽然不为人们所觉察，却支配着人的一生。举例来说，有一个聪明漂亮的女孩，每当她遇见心仪的对象并与之交往到一定程度，就会不断指责对方直到恋情破裂。虽然在意识的层面，她很渴望爱情和家庭，也知道自己条件不错。但是她小时候父母不和，在潜意识的层面，她认为自己的出生是一个错误，也不相信真正的爱情。对于这样的人，精神分析会找出其童年的创伤，帮助其勇敢地面对潜意识的黑暗，扭转命运。

弗洛伊德对潜意识抱着批判的态度，相比而言，他的学生荣格对潜意识的态度就积极得多。荣格认为，潜意识是智慧的最深根源，精神分析的功能是帮助病人接触这种非理性的智慧根源，并从中获益。换句话说，弗洛伊德认为潜意识里大多是负面的欲望、童年的阴影，荣格认为潜意识里包含着真理和良知。弗洛伊德和荣格后来因为学术上的分歧而分道扬镳，但是他们在人类思想领域的探索，使潜意识这一无形之物获得了足够的认可。

如何进入潜意识呢？梦是通往潜意识的捷径。弗洛伊德认为，梦的本质是潜意识的曲折表达，是被压抑的潜意识伪装的、象征性的满足。他把梦分为"显梦"和"隐梦"两部分。显梦是人们体验到的梦。隐梦是梦的真正含义，即被压抑的潜意识。对梦进行分析就是从显梦中破译出隐梦。

比如，在《盗梦空间》中出现的那个纸风车就是"显梦"，而纸风车代表的无忧无虑的心情，做回纯真的自己的快乐，就是"隐梦"。一个人如果梦见了童年的纸风车，也许会想：我有多久没有放松过了？我应该给自己放个假，好好地轻松一下。这就是梦的解析。

《盗梦空间》里，纸风车是柯布的团队给石油大亨之子费舍设计的诱饵，目的是让费舍放弃父亲遗留下的庞大产业。唯恐纸风车代表的寓意还不够明显，柯布又设计费舍的父亲临终前亲口对费舍说了一句话："我最失望的是——你想成为另外一个我"。至此，费舍的心理防线彻底崩溃，柯布的潜意识植入计划大功告成。

醒来之后，费舍放弃了继承权，对父亲的公司进行拆分。我们不仅会问：潜意识的影响有这么强大吗？换了我们，恐怕梦醒之后还要再掂量掂量吧。确实，潜意识的作用因人因时而异，如果费舍的意识非常强大，它很可能压抑住潜意识（已经浮现到意识）里要放弃遗产的做法。如果费舍的潜意识非常强大，它就很可能冲破意识的阻拦，做出常人无法理解的举动。放弃遗产——如果这条植入的潜意识吻合费舍真正的潜意识，费舍将过上心灵和谐的幸福生活。假如这不是费舍真正的潜意识，费舍终有一天会如梦初醒、茫然若失。

荣格一生相信潜意识中的神秘力量，这令人不由想起庄子。庄子的著作充满了梦幻色彩：逍遥游、齐物论、翩翩化蝶……在奇幻的梦境中，庄子摆脱了身体的困顿、心智的局限，达到和宇宙融为一体的境界，而这，就是人生种种虚幻追求之外的真实和永恒。

人生如梦，梦如人生，也有说"至人无梦"、说"远离颠倒梦想，究竟涅槃"。到底梦该不该做，做完之后如何解析，留给读者自己去思考吧。不过也不必过于沉迷梦境。并非所有的梦都深有含义，至少 20% 的梦是些荒诞离奇的幻象，还有 30% ~ 50% 的梦是日常工作和生活的随机组合，那些真正有启发的、触及我们潜意识中爱与忧伤的梦，不到 30%。

顺便说一句，至于梦中梦、梦中知道自己在做梦、在梦中自我构建山川、花朵、城市……以我个人的经验，都是存在的。可惜，我没有做过柯布那么传奇的梦，我做过最美的梦，是在漫长的旅途上，列车穿过翠绿的原野，窗外清清水满、春暖花开。

4 你也拥有无限潜能
电影《超体》

吕克·贝松执导的《超体》(*Lucy*)讲述的是大脑潜能深度开发的故事。在台北生活的美国女孩 Lucy 无意中卷入黑社会交易，被当作人体藏毒的工具派往欧洲。登机前，Lucy 遭到小混混的暴打，被踢伤了腹部，体内的毒品 CPH4（一种胚胎期分泌的神奇物质）进入血液。CPH4 刺激 Lucy 的神经系统快速发育。在短暂的晕眩和痉挛之后，Lucy 变得沉着冷静，轻而易举地收拾了看守她的几个小混混，继而和韩国大毒枭"张先生"展开生死较量。

有趣的是，Lucy 的超能力伴随着大脑的使用率直线上升。当她和常人一样只使用了大脑的 10%，可怜的 Lucy 在黑帮的魔掌里像待宰的羔羊。当药物将大脑开发到 20%，她的反应变快，学习记忆能力增强，感官敏锐并能够控制痛觉。大脑开发到 30%，她感觉到能量的流动，看见大树吸收土壤的养分，通过触摸感知到室友体内的疾病。到了 40%，她能控制别人的身体，获取别人头脑中的信息，让别人说晕倒就晕倒，说缴枪就缴枪。大脑潜能开发到 50% 的 Lucy 已经看透了任何事物，没有了七情六欲，任何事物在她眼里都是浮云，唯一能勾起她兴趣的，就是如果大脑潜能开发到 100% 将会如何……读者不妨慢慢欣赏此后的 Lucy 超凡脱俗的表现，我想说的是，我们的大脑真的只使用了 10%？

　　如果我们的大脑只使用了 10%，另外的 90% 在干什么？我们不妨设想一下，切除一个人 90% 的大脑，这个人能活吗？答案是当然不能。我们用脑成像技术看见通常情况下一个人 10% 的脑区非常活跃，另外 90% 的脑区只是此时此刻相对抑制，并非永远不起反应。

　　再从神经细胞的角度来看。大脑中存在两种神经细胞，一种是受刺激后能够起反应的神经细胞，也称作神经元；一种是受刺激后不能起反应的神经细胞，也称作神经胶质细胞。神经胶质细胞的作用包括支撑、定向、绝缘、营养、修复等，可以视作神经元的后勤保障系统，它们数量众多，比神经元多了 10 倍以上。那么，我们不能因为神经胶质细胞占到 90% 以上，就说大脑有 90% 的功能没有被开发。

　　初闻此言的读者一定非常懊丧。原本还指望"因药成佛"的，这下根本不成立。其实你完全没有必要懊丧，你身上确有 90% 的潜能等待开发。一旦开发，虽然不像 Lucy 一样惊天地泣鬼神，但也绝对是出类拔萃、才华横溢。

　　开发潜能的关键是神经突触。人在出生之后，神经元的数目就固定了，终其一生只见减少不见增加。但是，神经元之间传递信号的突触却是可以在学习过程中不断增多，当我们学会了一个技能，我们的大脑里就增加一批新的突触。

　　一个神经元可以拥有 10^5 个突触，和 10^5 个神经元建立联系，全脑中有超过 10^{15} 个突触，这是多么惊人的数字！突触的增加使神经回路呈几何级数增长，信息交换的路径四通八达，所以才会有"触类旁通、思如泉涌、恍然大悟"的幸福时刻。

怎样诱导新的突触的产生呢？最现实的方法就是学习。巴甫洛夫经典的条件反射实验证明，铃声和食物经常同时出现，这两个刺激激活的大脑兴奋灶就会建立起突触联系。人类复杂的学习能力建立在类似于条件反射的原理之上，你越是热衷于学习，越可能促使神经元之间建立起某种联系，进而构建起神经元之间的桥梁（突触）。

假如你原先只会 10 个英语单词，通过学习，你掌握了 100 个英语单词，算不算大脑的英语单词记忆功能提升了 10 倍？假如说一口流利的英语需要掌握 1000 个英语单词（熟练掌握其中 200 个单词就够用了），那么你积累达到 1000 个英语单词的词汇量，算不算潜能已经开发了100%？

可惜的是，人人都想走捷径。比如影片中的 CPH4，如果真实存在，一定大受欢迎。

到底有没有吃了立马变聪明的药物？转基因的方法可以使小鼠具有双倍的谷氨酸受体，这种小鼠的学习记忆能力比普通老鼠增强一倍。其研究者华人科学家钱卓，扬言要生产出提高人类学习能力的药物，但迄今尚未见该药物问世。细胞培养的方法也可以使神经元长出"千手观音"般的多个轴突，大大增加产生新突触的数目，但体外培养的成果要用于活人智力开发还是遥不可及的梦想。

倒是见过很多人打着"大脑潜能开发"的旗号赚钱的。比如有一本很有名的书《学习的革命》，据说全球销售一千万册，真正通过它提高了学习能力的人有几个？至少我是看得一头雾水，啃这本书的时间足够我学 500 个单词了。"全脑阅读"培训曾经红极一时，广告做得铺天盖地，我买了一套教材，却发现完全不灵。后来有家"全脑阅读"的培训机构来我们大学做宣传，主持人吹嘘了一堆"一目十行、过目不忘"的神奇效果之后，让学员上台示范。众目睽睽之下，学员花了几分钟看一页书，复述时张口结舌、语无伦次，台下嘘声一片。

那么，有没有提高学习能力的方法呢？当然有。合理的作息时间、良好的学习习惯、适时地复习、多吃健脑食品……这些都可以帮助你提高学习效率，让你在考试期间发挥出更好的水平。不过，你不要指望这些潜移默化的方法让你拥有一个异乎寻常的超级大脑。说到"超级大脑"，我向来对这类电视节目没有好感。假如我天天练、认真观察，我也可以从 300 个鸡蛋中挑出主持人预先交给我指认的那一个。但是那有什么意义呢？

大脑最令人赞叹的能力：创造、联想、归纳、推断、思辨、情感……这些都不是能随便拿出来表演的。能够表演的无非是记忆力和观察力，这两项你比得过存储器和扫码器吗？

事实上，我还真见过几位"记忆力超群"的朋友。一位男性朋友对历史上重要人物的生卒年月了如指掌，他守着一个手机店，没事就上维基百科看历史资料。还有一位女性朋友对各种奢侈品手包的价格、款式、发行量如数家珍，她从小就在家人的熏陶下培养出商业头脑，出国后边留学边做代购，赚的钱交学费绰绰有余。他们两位也承认自己智力中等，之所以记得那么牢，无非是反复强化的结果。换句话说,你有多热爱,就有多能耐,与其辛辛苦苦地培养学习能力,不如找准自己真正感兴趣的方向。

最后,我想打消诸位的一个顾虑,如果大脑潜能高度开发,会不会变得和超体后的 Lucy 一样冷面无情,看破红尘?

这要看你想的是什么了。如果你想的是几何代数,就算和爱因斯坦一样聪明绝顶,也不至于丧失七情六欲。如果你满脑子都是哲学问题,这要看你怎么想了,还有时代背景、家庭环境、遗传基因等复杂因素参与。值得欣慰的是,大多数的哲学家都没有自杀(倒是有不少独身,实在找不到棋逢对手的另一半),宗教界领袖的内心也是平安喜悦的。"超体"之后的 Lucy,也最终从杀戮、复仇、冷漠中解脱出来,兢兢业业地为人类的科学发展做贡献了。有点令人啼笑皆非的是,大脑潜能开发 100%的 Lucy 变成了一个超级大 U 盘,化入整个人类的知识体系而"我无处不在"。

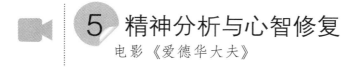

5 精神分析与心智修复

电影《爱德华大夫》

　　1945 年上映的美国好莱坞早期黑白影片《爱德华大夫》是电影史上第一批以精神分析学为主题的影片，获得第十八届奥斯卡最佳戏剧片和最佳原创音乐奖。该片由希区柯克执导，英格丽·褒曼和格利高里·派克主演，西班牙著名超现实主义画家达利为其设计和绘制布景。如果读者能够忍受老电影慢悠悠的节奏，不妨观赏一下那个时代的经典。

　　影片讲述的是：精神病院的默奇逊院长即将退休，接手的是年轻有为的爱德华大夫。医院里漂亮的女医生彼特森和他一见钟情，但是很快发现这个人不是爱德华大夫，此时真正的爱德华大夫的秘书，前来指认他就是杀害爱德华大夫的凶手。

　　面对恋人扑朔迷离的身份，彼特森不相信他是杀人凶手，默奇逊院长却用精神分析法印证了"事实"。更为棘手的是，这个假爱德华也相信自己有罪，他甚至连自己是谁，经历过的事情也忘记了。

　　彼特森决定帮恋人找出事实真相。他们来到心理分析学家布鲁诺夫教授的家中，开展了一连串精彩的心理分析。假爱德华大夫童年的阴影和真爱德华大夫被杀的真相渐渐浮出水面……

影片始终围绕着精神分析的线索推进。刚开始，导演通过彼特森医生为一位女性患者诊疗的过程介绍了精神分析的大体方法及原理。然后，导演通过对另一位男性患者的犯罪心理诊疗向观众介绍了犯罪心理的基本知识。彼特森说："人们有时候会为自己没有做过的事情感到内疚，这要追溯到他们的童年时代。小孩子总是希望不好的事情发生在他们不喜欢的人身上，然而一旦真的发生了，他们又觉得这是他们自己的过错，这就是犯罪情结，但其实只是小孩子的一场噩梦。"

精神分析学认为人之所以患上心理疾病、出现行为偏差，与其过往的经历有直接关系，其中童年的经验显得至关重要。一个人的情感问题和行为偏差可以通过推理的方法得到解释，当这些问题得到合理的解释，患者将明白自己为什么会这样，从而不再焦虑，症状会逐渐消失。

不过，导演也借假爱德华大夫之口说："我才不相信弗洛伊德那一套。"同样借助精神分析，默奇逊院长推论出假爱德华就是杀人凶手，而彼特森医生推断出假爱德华仅仅受困于自己的犯罪情结，可见精神分析含有很浓的主观色彩，至今脑科学家都不承认其为一门科学，仅仅是有一定科学依据的技术手段。

继精神分析学派的创始人弗洛伊德之后，奥地利心理学家阿德勒和瑞士心理学家荣格对精神分析学说做出了开创性的贡献。阿德勒把研究重点放在正常人身上，探讨生活环境对人格的形成和发展的作用，他提出的许多概念，如创造性自我、自卑与补偿、追求优越，对人本主义心理学产生了积极的影响。荣格把研究重点放在人格上，他认为人格是人的一切思维、情感、意志的统一。当人格向前发展，人会获得内在的力量，当人格发展停滞不前，人就会出现各种精神疾病。荣格的心理学有某些神秘主义的色彩，和弗洛伊德相比更加乐观，更易于被人们接受。

精神分析学说发展到现在，慢慢又淡出了人们的视线。首要原因是，再无力挽狂澜的精神分析大师出现，此后的精神分析学家们，基本就是在弗洛伊德、阿德勒、荣格所建立的精神分析大厦的框架内，装修一个又一个精美的小房间。其次，精神分析费时费力，精神分析师的培训动辄一千个小时、两千个小时；精神分析治疗可以拖到几年，甚至十几年。精神分析越来越成为少数人拥有、为少数人服务的奢侈品。

与之相反，一些自助式的心理学技巧变得越来越热门。例如，由美国的两位学者班德勒和格林德尔提出的NLP（译为身心语法程式学或神经语言程式学），融合了心理学、语言学、计算机科学中的观点，试图复制卓越成功人士的"思维模式"，以此改变人们的思维定势，倡导更积极的思考和更有效的行为。NLP的内容包括如何制定人生目标、如何与人沟通、如何控制情绪、如何消除压力，而最终，它要人们忘记那些技巧，用更灵活的思维去解决问题。市场上的NLP培训很火爆，但是心理学界普遍对其持批评态度，认为它是忽悠大众的伪科学。

事实上，一个人的心智健康可以通过很多方法来获得。不排除有些人在接受精神分析后自杀了，也有些人在接受NLP培训后获得成长——关键在于；此时此刻，当事人是否找到了适合自己的方法（以及传授方法的人）。

与此同时，一个人的信心，起着非常重要的作用。有些人对任何方法都抱着姑且一试、浅尝辄止的态度，很难找到适合自己的方法。

我看过一本讲茶道的书。作者是一位热爱东方文化的美国人，他写道："寻找身心平静的方式有很多，如修行、冥想、朝圣、隐居等。显然，对于大部分人来说，这些方式是很难有条件施行的。所以，人们需要一种更为简单的方式来使身心成长和平静，喝茶就是这种简单的方式。"

古往今来，确实有很多人通过喝茶获得了心智的清明，对此精神分析该怎样解释？仅仅是由于一种专注吗？精神分析的许多观点，早在几千年前，就已被东方哲学所拥有。比如禅宗的修炼过程，与精神分析几乎没有大的区别。《易经》中的变化和道家哲学，都是最早、最深奥透彻的精神动力学。东方哲学的起点是整体观，精神分析在方法上基本是分裂的、破坏性的，直到后期才出现了整体论的雏形。

可是我们依然不能说哪一种方法更好、更对，只能说就某一个人某一个阶段而言，哪一种更合适。

综上所述，心智是人脑的一种高级功能，要想心智健康，需要两个前提。一是作为物质基础的大脑在结构上正常，二是与之相关的神经回路表现出高度的可塑性，能够对内外界环境刺激做出良性的反应，包括协调个体与自我、与他人、与社会的关系。就前者而言，脑科学可以帮助我们从物质的层面不断深入探究大脑，从分子和基因的水平对其异常的结构进行修复。就后者而言，其回路千变万化，信号错综复杂，涉及社会环境的方方面面，令如今的脑科学望尘莫及。

　　等到千百年后，当脑科学解开了心智之谜，人类就能找到通往心智健康的捷径吗？也许，只要一个手术，就可以切除童年不幸遭遇留下的阴影；只要安装一个生物芯片，大脑在灵性方面的修为就可以突飞猛进，诸如勇敢、坚强、温柔、勤奋等心灵特质将被做成商品，供缺乏的人们随意挑选。这样一来，人人都异乎寻常的宁静、完美，这个世界将停止在如如不动的圆满状态。

　　我宁愿相信，心智之谜永远无法被彻底揭开，就像生死之谜无法揭开一样。我用尽了一生的力量去领悟，仍看不见更高力量的边际——然而我感到美好，心似莲花开启。

6 脑科学的禁区

电影《变蝇人》

1958 年版的电影《苍蝇》(*The fly*) 以倒叙开头，科学家安德烈的美貌妻子海琳打来电话，向安德烈的弟弟弗朗索瓦求助。她向弗朗索瓦和警探坦白，自己刚刚杀害了丈夫安德烈。案发前，安德烈痴迷于研发时空交错机器，这个机器能够将人体分解传输到另一个地方再重组。他万万没有想到的是：正在他埋头实验的时候，一只丑陋的苍蝇飞进了机器。

苍蝇的细胞和安德烈的细胞融合在一起，安德烈变成了一只顶着苍蝇脑袋的怪物。拯救他唯一的办法是找到那只长着人头的苍蝇，把它和安德烈重新放入时空交错机器。海琳努力寻找那只苍蝇，几次差点逮住它，却又被它溜走了。最终，苍蝇落入了蜘蛛网，被面目狰狞的蜘蛛活生生吃掉，绝望的安德烈恳求妻子杀死自己。

继《苍蝇》之后，二十世纪福克斯公司又推出《变蝇人回归》（1959 年）和《苍蝇的诅咒》（1965 年）。1986年翻拍的《变蝇人》更加注重恐怖视觉的处理，荣获奥斯卡最佳化妆奖，1989 年推出的《变蝇人 2》接力演绎"苍蝇热"。

人们热衷于这个恐怖的科幻故事，从一定程度上反映出对科技发展的隐忧。诚然，科技让生活更美好，但也带来很多危险。核武器的毁灭性力量、臭氧层空洞、海洋酸化、温室效应、自然灾害频发、越来越多的物种濒临灭绝——这些都是科技发展的副产品。

我们期待高科技能够治理污染、保护生态环境，问题是，谁来保证科学能为大多数人的利益服务，而不是满足少数人的贪欲呢？我曾和一位生态学的教授私下聊天说到湖泊治理的问题，他告诉我这并非难事，只要不向湖中排污，水质可以自然净化。但是发展工业怎么可能不排污呢？政府从那些排污大户的税收里拿出几百万元给科研单位，科研单位做几个研究课题，象征性地往水里撒点降解污染物的微生物，水质的问题得不到明显改善。

我无意长篇大论地去谈现代科学和科研体制的问题，在此仅就脑科学而言，谈一下可能对人类造成危害的"科学禁区"：

脑科学禁区之一：头脑移植

假如一个人脑死亡，另一个人心肺死，能不能把心肺死的那个人的大脑，移植给脑死亡的那个人，或者干脆连头颅一起替换（理论上讲换脑比换头更难，因为还要修复和眼耳鼻舌等器官相连的脑神经）？影片中不乏这样的故事情节，现实中目前是无法做到的。

比如换头，要接通颈部所有的血管、肌肉、气管、食管、外周神经干，最困难的，就是接通脊柱中的脊髓。脊髓中数以万计的神经纤维，如何能准确无误地完成对接？还有一大难题，就是脊髓受损后很快会形成瘢痕组织，使得神经轴突的生长望而却步，这也是截瘫患者无法实现脊髓再通的主要原因。

退一万步说，假如科技发展真的造就了"换头人"，这个人究竟是谁？我想大部分人会认为这个人是头的主人，那么身体的主人是否愿意提供给对方全套的器官？头的主人是否可以随心所欲地使用身体？假如头的主人和身体的主人有血缘关系，有没有可能发生乱伦——一部日本影片中，车祸导致了男主角的妻子死亡，妻子的"灵魂"附到了女儿身上，男主角依然爱着妻子，却无法接受她的身体。

脑科学禁区之二：制造超人

人类研究脑科学的目的之一，就是解开学习和记忆之谜，进一步提高人类的学习能力。早在1999年，华裔科学家钱卓就发明了具有双倍谷氨酸受体的"聪明鼠"，未来还期望发明出提高智力的药物。

假如这种药物问世，提高智商10个百分点，物美价廉人人都买得起，应该是一件好事。假如这种药物提高智商100个百分点，又如何呢？大幅度提高智商，每个人都是爱因斯坦、牛顿、贝多芬，那么谁来当普通人呢？欧洲近年来面临着高失业率，其中一个重要原因就是受过高等教育的人不愿意去当售货员、服务员、工人，他们宁可待在家里。一旦世界上到处都是玫瑰，玫瑰的价值反而不如蒲公英了。一旦世界上人人都是超人，超人的价值反而不如凡人了。我不想做智商210的绝顶聪明人（吉尼斯世界纪录承认的智商最高的人是韩国人金雄镕，智商210），也不想活在一个遍地是超人的社会里。

再就价格而言，如果提高智力的药物价格昂贵，只有富豪和特权阶级才有能力购买这种药，那么，原本就站在金字塔上层的人将更能维护自己的权益，而底层的穷人永世不得翻身。贫富差距扩大的结果可能是，富人与穷人为敌，穷人以破坏自然环境为生（看看发达国家纷纷把工厂转移到发展中国家的现状吧），终有一天自然环境崩溃，大家都活不下去。

脑科学禁区之三：监控大脑

人类很早就想监控对方的大脑了，其中一个发明是测谎仪。测谎仪监控的不是脑电波，而是心率、血压、脉搏、体温等参数，原理是绝大多数人在说谎的时候都比较紧张，会难以克制地出现一系列生理反应。但是测谎仪的准确率并不高，至今都不能成为法官断案的证据。因为，有些人心理素质好，说谎的时候很平静，有些人容易胆怯，哪怕说的是实话，也忍不住心慌手抖。

现在人类发明了更高级的测谎仪——脑指纹仪。脑指纹仪的原理是，让犯罪嫌疑人观看案发现场，假如他曾经到过那里，他的记忆脑区就会工作，并产生特定的脑电波。假如他从未到过那里，记忆脑区就没有反应，特定的脑电波就不会出现。这种新的技术准确性比普通测谎仪更高，已经用于美国的司法程序。1977 年，17 岁的美国人哈林顿被指控因企图盗窃汽车而谋杀了一名守夜人，处理此案的鲍塔瓦塔梅县法院认定罪名成立，判处哈林顿无期徒刑。2000 年，法韦尔博士用脑指纹技术对哈林顿进行了检测，脑电图显示哈林顿并未到过案发现场，该案因此被发回重审。

上述案例中对大脑的监控发挥了积极作用。假如技术继续发展，人们在大脑里想什么都能被机器识别呢？每个人内心最阴暗的角落也在众人面前暴露无遗。假如对有犯罪嫌疑的人强制佩戴这种机器，一旦有不良动机立刻报警呢？假如监控设备被独裁政府占有，每个被认为"不忠"的人都受到迫害呢？这样一个社会中人人胆战心惊，连奥斯维辛集中营都无法剥夺的思想自由也被夺去。

脑科学禁区之四：不死之脑

人类一直渴望永生，无法解决的难题是任何器官都会衰老。如果是心肝脾肺肾这样的器官衰老、坏死了，可以通过器官移植换一个新的，如果是脑衰老、坏死了，那可没法更新（哪怕使用自身的细胞克隆出的大脑，也已经是另外一个精神世界，这点可以参照同卵双生的双胞胎）。最好的办法就是让大脑不死。

话说大脑中的神经元在出生之后数目就固定了，此后每年大约死亡1%。假如一个人活到100岁，神经元就只有刚出生时候的90%，活到1000岁，神经元就消耗殆尽。有些人会得脑癌，但那是神经胶质细胞的再生，而不是神经元。有些人切除一部分脑组织之后，空缺的位置可以被填满，那也是神经胶质细胞的再生，不是神经元。神经元很不喜欢再生。我们的骨骼10年更新一次，红细胞4个月更新一次，皮肤28天更新一次，大脑却从不更新。也正因为此，我们始终是本人。

怎么让大脑不死呢？一方面严防死守，抗氧自由基的损伤，抗各种病理因素的破坏，最大限度地降低脑细胞衰老的速度。另一方面，科学家发现某些部位（如海马）中的脑细胞是可以少量再生的，假如能破解其中的奥秘，也许能让整个脑都维持一定程度的再生。

到了那个时候，人的生命真的可以无限期地延长，活上几千几万年。有多少人可以接受这样一种"永生"？不死人群组成的社会如何运行？无法预料。

脑科学禁区之五：智能生物

创造出更聪明的动物，让它们完成某些人类的工作，这也是科学家的梦想之一。相对而言，这比较简单，已经有成功的先例。具体做法是：①动物的优生优育，在每一批老鼠中选最聪明的配种，后代的智商就可能比较高。经过几代之后，就会提高得比较明显。②转基因动物，前文中提到的"聪明鼠"，就是用转基因技术转入了双倍的谷氨酸受体，谷氨酸是脑中重要的神经递质，有双倍谷氨酸受体的老鼠比普通老鼠学习能力更强。③人的基因转给动物，此类研究的初衷是让动物长出人类的器官供人类移植，比如让老鼠长一个人类的脚趾，移植给脚趾缺损的人。只要技术成熟，调控人的神经系统发育的相关基因也可以转给动物，这种动物就可能具有人的智能。

到时候，老鼠、猩猩、大象都可以口吐人言，和我们交流。那岂不是像童话一样美好？可惜，童话是属于孩子和孩子一样的大人的。真要是动物都有了智力，说不定联合起来对付人类——这并不比人类目前对待动物的方式更邪恶，动物也得从它们的立场出发求得更好的生存。

科学是一柄双刃剑。克隆人、胚胎干细胞研究、生化武器——这些科研禁区广为人知，而脑科学的禁区提得相对较少。那是因为现在的脑科学研究尚未攀上高峰，问题还没有赤裸裸地摆在面前。事实上，因为脑科学和人类的认知密切相关，它的发展很可能挑战人类现有的伦理道德。

　　我并不认为禁区内的研究是要绝对禁止的，因为事物都在变化之中，人类的伦理道德也并非一成不变。但是，在禁区中做科研的科学家们，不能仅仅为满足个人的好奇心和荣誉感而擅作发明，从潘多拉的宝盒里放出灾难。

　　科学没有善恶之分，但是科学家应该有良知。第一次世界大战时，德国著名化学家、诺贝尔化学奖得主弗里茨·哈伯将自己的知识用于毒气和化学武器研究。后来，德国战败，纳粹上台，发现哈伯有犹太血统，将其驱逐出境，哈伯的几位亲人死在哈伯发明的毒气之中。

　　但愿这样的悲剧不要上演。

　　祈愿科学造福人类。

7　青春永驻与大脑翻新
电影《暮光之城》

《暮光之城》演绎了高中女生贝拉与青春帅气的吸血鬼爱德华的浪漫爱情故事。贝拉和身为警察的父亲查理一起生活，他们搬家到一座经常下雨的城市，贝拉在新学校里遇见了爱德华。爱德华是卡伦家族的成员，这个家族一般只吸食动物的血，不攻击人类，所以被称为"素食"者。爱德华能看到别人的所思所想，却独独看不透贝拉的心思，这是贝拉深深吸引他的神秘之处。当贝拉受到吸血鬼詹姆斯的追捕之时，整个卡伦家族都行动起来想尽办法保护她。最终，在家人的帮助之下，爱德华杀掉了詹姆斯，救出贝拉。《暮光之城》和紧随其后的《新月》《月食》《破晓》等系列影片将不同类型的吸血鬼刻画得惟妙惟肖，仿佛他们真的存在一般。

吸血鬼的原型来自欧洲古代的卟啉症患者，由于体内某些酶的异常导致血红蛋白合成受阻，没有转化成血红蛋白的卟啉（一种大分子化合物）在体内大量累积，造成细胞损伤。卟啉症患者不能见光，否则卟啉会转变成一种"嗜肉"的毒素，使皮肤大面积溃烂。由于严重的贫血，有些卟啉症患者喝新鲜的血液来缓解症状。

卟啉症患者面目丑陋，而在小说家和编剧们的笔下，吸血鬼个个容貌出众、永葆青春，成为少男少女们的偶像。最令人惊诧的是，他们往往活了几百年，才遇见一见钟情的爱人，上演一场不知道隔了多少代的"忘年之恋"。

人们一直觉得血液很神秘，才会对吸血鬼感到神秘又好奇。其实就化学成分而言，血液不过是由血细胞和血浆组成的液体，为人体各组织器官提供氧气和养料。直接吸食血液——这也能提供营养，但绝不能达到青春永驻的效果，否则，蚊子、蚂蟥、臭虫都该又长寿又漂亮才是。

由于血液和生命息息相关，吸食鲜血被认为是邪恶的，很多宗教和民俗禁止食用血液（我认为这是一种对心灵的保护）。如果患有贫血，可以通过猪肝、鸡蛋、黑木耳等食品补血，或者当归、阿胶、硫酸亚铁等中药或西药来补血，不见得非要通过动物血液。说这些题外的话，只是希望读者对血液有个正确的认识，不要因为看了吸血鬼的电影有什么偏激的想法。

言归正传，如何能像"吸血鬼"一样永葆青春呢？我们先说外表，在科技进步的时代，保持外表的年轻并不是很困难的事，通过各种美容食品、经常锻炼、适当地使用护肤品、必要时做一些医学美容（当然要非常慎重），就能看起来比同龄人年轻。

巴黎的女人们个个有自己的品位，到了一定年龄，更是打扮得体，举止优雅，堪称有魅力的尤物。我虽然没有去过巴黎，但是遇见的法国女人们，确实表现出一种内外兼修的美。相比而言，不少中国女人对于外表比较随意，尤其到了中年之后，往往不再重视容貌，所以观念的改变很重要——只有懒女人，没有丑女人。

由此我们说到大脑，怎么让大脑在岁月的流逝中始终保持年轻的思维，以及对爱和美的敏锐呢？

从生理层面上说，让大脑年轻的关键因素就是抗氧化。现代科学发现，氧自由基的损伤是造成人体衰老和各种疾病的重要原因。人到了年老之后，皮肤会出现"老年斑"，这种斑点是一种过氧化脂的沉淀，同样会出现在脑组织以及其他的器官和腺体中。随着大脑的"老年斑"越来越多，脑的功能也越来越差，最终出现反应迟钝等各种衰老表现。

为了延缓脑的衰老，我们必须抗氧化。首先要减少氧自由基的产生，具体做法包括节制饮食、戒烟戒酒、不滥用药物、远离辐射和污染等。其次，我们可以通过食物来补充抗氧化剂，包括维生素 A、维生素 C、维生素 E、硒元素、谷胱甘肽、番茄红素、花青素、类黄酮、槲皮酮等，这些物质大多来自新鲜的蔬菜水果。

更重要的是怎样从功能（心理）上让大脑"翻新"。

众所周知，大脑对新奇事物的好感度和兴奋度是随着熟悉程度不断下降的。第一次听相声，觉得特别有趣，听多了也就如此。第一次出去旅行，觉得到处都是风景，看多了也就似曾相识。第一次恋爱，爱得刻骨铭心，谈了很多次恋爱或者和同一个人相爱了很多年之后，难免归于平淡。

这在神经机制上可归因于一种"习惯化"，某种刺激反复作用于神经元，神经元发生兴奋的效率就会下降。神经元反应的"习惯化"是通过低等动物的两万个神经元得出的普遍规律，我们人类是如此复杂的高等动物，对生活渐渐迟钝、渐渐麻木不仁还有多种因素参与。

如何克制这种习以为常和麻木不仁呢？以我的生活阅历而言，我认为答案是——真正地热爱。

如果你真正热爱一件事物，会觉得它永远充满了神秘、充满了未知、充满了值得你去探索的未来。前几天，我听导师讲到耳蜗毛细胞究竟如何通过倾斜引起弹簧门控通道的开放，他讲里面的细节讲得眉飞色舞，如痴如醉。这不是我们研究的重点，教科书上也只是简单提到，可是在他看来，里面的每一个环节都比福尔摩斯探案更扣人心弦。

一个人，如果能够在工作中时常体会到这种心神合一的快乐，是难能可贵的。遗憾的是，并非每个人都拥有那样一份工作——这一点上我非常佩服德国人，他们对自己的工作有种近乎宗教的使命感，哪怕是扫大街也像米开朗基罗雕刻大卫像时那么全神贯注——假如我们对现有职业并不是很热爱，我们可以努力去发掘现有职业中值得我们热爱的部分，我们也可以在职业之外，拥有真正的事业。

真正的事业不是为了赚钱，不在乎成败，不需要给足了条件你才去做，它只取决于你做或不做。很多的科学家、文学家、艺术家在活着的时候默默无闻，甚至因为他们的特立独行遭到迫害，但他们依然用饱满的创造热情给人类留下了宝贵的财富。无论他们遭遇怎样的打击，在忘我的工作中，他们感受到那种生命力蓬勃生长的永恒的春天。

不一定是艺术家，哪怕是一个平凡的人，在做一件自己真心喜欢的事情时，眼眸里的光辉也宛如天堂的阳光。他带给这个世界的礼物，不亚于伟大的艺术品。

　　如果你真正爱一个人，会发现在他（她）的内心深处有一座神秘花园，是你无法企及的地方，仿佛那是上帝的领地，值得你永远去发现、探索、追寻。爱一个人，不是因为他（她）有多么美貌、富有、聪明、幽默，而是因为他（她）敞开了那条通往神秘花园的小径，即便只是在路上，你也能感受到心中因此而充满了甜蜜的期许。

　　这非常像爱情，但也不单单是爱情，每一个心灵交汇的时刻都恍如河流的交汇，在互相拍打的波涛声中隐约听见大海的潮汐。这样的时刻不是每分每秒都会发生，在吸血鬼的故事里，也许要等上四百年。但是，只要我们耐心等待，用心发现，拥有爱与被爱的能力，那个时刻就一定会到来。

　　那个时刻，世间万物，在春天里。

8 关于外星智慧生物的畅想

电影《独立日》

1996 年上映的好莱坞科幻大片《独立日》充满了美国式的英雄主义色彩。影片讲述一艘巨型外星人母舰进入地球轨道，并释放了三十多个小型飞船进入地球大气层，停留在世界各大城市上空。美国政府试图与外星人联络，但毫无反应，紧接着，外星人的飞船对美国几个大城市展开致命的攻击。

美国空军向外星人发起反攻，却似以卵击石，唯有飞行员史蒂文设法诱使一架外星人战斗飞艇坠毁。总统和电脑科学家戴维来到代号为 51 区的罗斯韦尔基地。在那里，科学家一直在研究一艘于 50 多年前坠毁的外星人飞艇。由于国防部长的个人政治野心，总统此前对此一无所知，未能及早预防惨剧发生。

戴维想出了利用电脑病毒使外星人的保护力场失效的方法。在修复了那架 50 多年前的飞艇之后，史蒂文驾驶飞艇和戴维一起混进外星人的母舰并输入病毒，解除了外星人的保护力场，随即将一颗核弹射入外星人母舰的中心。外星人被打败了，戴维和史蒂文安然归来。在一片废墟上，人类将开始重建家园。

茫茫宇宙，到底有没有外星人呢？这当然是有可能的。

科学家认为，宇宙诞生于 140 亿年前的一场大爆炸。大爆炸散发的物质在太空中漂移，并产生光和热。大爆炸后 20 亿～30 亿年，类星体逐渐形成；大爆炸后大约 100 亿年，太阳系诞生；又过了 7 亿～8 亿年，地球上的生命开始逐渐演化。

宇宙中有超过 1000 亿个类似于银河系的星系，银河系有超过 1000 亿个星球，谁说不可能诞生另一个地球呢？然而，隔着遥远的距离，地球人从未发现过外星人的踪迹，对于外星人的种种猜想，就像一个难解的谜。

从电影和小说来看，外星人（或外星智慧生物）不外乎下面几种类型：

1.怪兽型。《独立日》中的外星人长得像章鱼，《银河系旅行指南》中的外星人长得像河马，《明日边缘》中的外星人奇形怪状、浑身带刺，《洛杉矶之战》中的外星人是金属加生命体的杀人机器。影片中这种类型的外星人最为常见。相貌丑陋的外星人，内心更是阴险，通常是连招呼也不打就对人类大打出手。

怪兽型外星人的存在，源于人们对未知事物的恐惧，同时也是剧情的需要。假如外星人非常客气，到了地球只是做一番友好访问，然后掉头就走，哪有精彩的故事可写？所以，影片把外星人描写得又邪恶又强大，为了掠夺资源前来侵犯地球。但是，他们有其致命的缺点，最终被人类打得落花流水。

怪兽型外星人出现的可能性不大。一国对另一国侵略，还得打着"经济共荣""推行民主"的旗号，制造点摩擦、探探虚实。外星人远道而来，对地球一无所知，哪能这么轻率地发起战争？况且，假如外星人真的那么野蛮，互相之间势必也争个你死我活，怎能发展出如此发达的科技，拥有比人类更高深的智慧？

2. 精灵型。《E.T.》中的小外星人、《长江 7 号》中的外星玩具狗，与其说他们长得像人，不如说像可爱的小动物。他们不幸与家人失散，孤身来到地球，和地球上的孩子成为好朋友，经历一番曲折之后又重返家园。

精灵型外星人富有情感，还拥有机器猫一样的外星法术，可以让平凡的生活充满色彩。小朋友们遇上它们真是遇上了最好的玩伴。美中不足的是，这种外星人一旦被别人发现，记者、警察、军队、科学家就会蜂拥而至，幸福的日子就此结束。

人类会不会以这种方式遇见外星人呢？很难相信，一个能够驾驶宇航飞船造访地球的智慧生物，来这儿的原因仅仅是一场意外，并且来到这里之后，会害怕地躲起来，和某个小朋友度过一段愉快假日之后又匆匆离开。

3. 超人型。有一种观点是：人类起源于外星人。很久以前，具有高度智慧的外星人曾经造访地球，有一部分外星人留了下来，成为人类的祖先。对于不相信人是从猿猴进化而来的人而言，这是一个好消息，也被用来解释为什么史前人类建造的金字塔、巨石阵，在今天看来都是建筑的奇迹。

《远古外星人》是一部欧美科幻纪录片，共有七季，主要讲述远古洞穴壁画中奇异的生物、秘鲁的飞机跑道遗迹、印第安文字中所描述的"神的飞行器"这些反常的考古文物和外星人之间千丝万缕的关系。即使它们不能证明外星人一定到过地球，至少展示了这样一种可能性。

《超人》《来自星星的你》则是描写外星人来到现代，影片中的外星人成为完美无缺的偶像、拯救世界的英雄，还和地球人产生了美好的爱情。几千年前的人类热衷于创造神话，现在没法创造神话了，就把这份情节寄托于遥远星球上的来客。

4. 人猿型。人猿型外星人比人类进化缓慢，他们的智商还不如人类。它们受到人类的欺负，这回轮到人类去造访它们的星球，把它们关押起来，外星人迫不得已和人类展开一场生死较量。相关影片如《第九区》《星河战队》《阿凡达》《人猿星球》。

《人猿星球》严格来说不是写的外星人，不过故事情节发人深省。它描述宇航员泰勒来到一个陌生的星球，这个星球上居住的人类已经变得和动物没什么区别。人猿成了这里的统治者，猩猩是居中阶层，而黑猩猩则是地位最低下的族群。泰勒逃出了人猿的控制，他走在海滩上突然看到了坍塌的自由女神像！原来这个被人猿统治的星球正是多年以后的地球。核战将人类文明化为乌有，大自然在重新进化过程中开了个荒唐的玩笑。

5. 混搭型。《星球大战》系列中，各式各样的外星人络绎不绝，仔细看来也不外乎上述几种。不管影片中的外星人造型有多么夸张，都有着地球上各种生物的影子。毕竟，人类一直生活在地球上，只能以此为蓝本设想外星人的外貌和性格。外星人与我们无论相距多么遥远，还是生活在宇宙之中，遵循着和我们一样的自然法则，想来和地球生物不会截然不同。

外星人是美是丑，是善是恶，也是地球人的一面镜子。外星人很可能和地球人一样，美与丑兼有，善与恶并存。人类不断向外太空发射信号，登陆月球之后酝酿着登陆火星，对外星的探索，既出自好奇和关注，也具有掠夺的野心。

科学家推想未来的人类长什么样子。硕大的脑袋——因为智力越来越发达，大脑占体重的比例越来越大；瘦弱的身体——因为机器代替了体力活动，所以肌肉越来越萎缩；细长的手指——用来操控机器；突出的眼睛——因为接收大量的字符信息使眼球越来越大，越来越近视；稀疏的毛发——因为已经不需要毛发来维持体温、减少日晒。这个样子的人类，是不是很像外星人？

我当然希望未来人类有着聪慧的大脑和健美的体魄，也希望外星人符合人类的审美标准和道德法则。到底怎样，最强悍的大脑也无法提供答案，只有浩瀚的时空能给出解答。

9 我能听懂万物的低语

电影《神奇四侠》

　　科学家里德梦想坐宇宙飞船靠近外太空宇宙风暴的中心，在那里他将获得大量的数据，破解人类基因遗传的秘密。由于政府削减预算，里德的计划化为泡影，里德不得不接受大学时代的竞争对手、身为亿万富翁的维克多博士附有条件的支持，来完成这次太空飞行。

　　飞行过程中，由于里德对宇宙风暴速度的计算错误，飞船瞬间被狂暴的宇宙射线吞没，强辐射改变了队员们的 DNA。队员们回到地球之后，他们的身体产生了神奇变化：里德的身体可以变成他能想象到的任何形状；他的女朋友苏有隐身的能力，能控制和发动强大的力场；苏的弟弟强尼获得了控制火的能力，能够用火包裹住身体并发动攻击；本的周身肌肉都膨胀成橘红色的岩石，力大无穷。四个拥有超能力的人组合成一个超级英雄团队"神奇四侠"，利用自己的能力帮助遇到困难的人，同时也阻止维克多的邪恶计划。最终，他们战胜了维克多，还收获了友谊和爱情……

　　这样一部爆米花电影，虽然不能指望它带来强大的正能量，但是度过一段轻松愉快的时光还是不错的选择。也许有人会边看边想：如果我也拥有超能力该多好？超自然的能力固然是天方夜谭，有一种超能力却是有可能获得，并且随着科学的发展可能性越来越大，那就是——听懂万物的语言。

自古以来，就有些人能听懂动物的语言。相传孔子有个弟子名叫公治长，家境贫寒，懂得鸟语。一次，一只乌鸦跟他说："南山顶上有只獐，你吃肉来我吃肠。"公治长跑到南山上一看，果然有只獐，就拖回家吃了，可是忘记把肠子留给乌鸦。乌鸦很生气，过了一阵子，它又和公治长说："北山有只死绵羊，你吃肉来我吃肠。"公治长跑到北山，见很多人围成一圈，他怕别人把死绵羊拖走，就大喊："你们别动，是我打死的！"走近一看，不是死绵羊，而是个死人。公治长被众人捆住送到了县衙。县官审问公治长，公治长如实相告，县官半信半疑，就暗中命人抓了一只小燕子，关在鸟笼里。不久老燕子飞来，在县衙外乱叫，县官问公治长燕子在叫什么，公治长说："我一没得罪你，二没碍着你，为什么把我的孩子关在笼子里？"县官这才相信公治长没有骗人，把他给放了。

这或许只是传说，但是养过鸟的人，多多少少能听懂鸟的语言，养过狗的人，多多少少能听懂狗的语言——用语言这个词不太确切，在科学上我们把动物的发声称为"声通信"。我有一位研究生同学，专门研究白头翁（学名白头鹎）的声通信。白头翁至少能发出 5 种不同的叫声：求偶时，叫声婉转花俏多变；宣布自己的领域时，叫声清脆悠远；抗议时，叫声粗糙嘈杂；嬉耍时，叫声轻松活泼；联络同类时，叫声十分短促。有趣的是，不同地区的白头翁叫声有轻微差异，就好像人类有自己的"方言"。

鸟类中的鹦鹉、鹩哥、八哥是动物中极少数可以学人说话的，这几种鸟的智商也令人惊讶。曾经有一只名叫亚历克斯的非洲灰鹦鹉，被誉为全世界最聪明的鹦鹉。2007年9月它去世时，世界上很多人为之悲痛。亚历克斯是美国马萨诸塞州布兰德斯大学副教授艾琳·佩普伯格在1977年从一家宠物商店中随意买来的，当时，年轻的女博士艾琳正在实施一个名叫"鸟类认知实验"的计划，此后30年里，艾琳经常教亚历克斯"学知识"。令艾琳和她的同事们惊讶的是，虽然亚历克斯的大脑只有胡桃般大小，但它的智力却相当于一名5岁儿童，它的情商则和2岁儿童相似！亚历克斯能够从一数到六、能做简单的加法数学题，还能识别各种颜色和至少50种物体。亚历克斯还能理解"零"的概念，它也知道"相同"和"不同"的概念，艾琳将两个同样大小的物体摆到它面前，并问它哪个更大，亚历克斯会回答："一样大"。亚历克斯至少能说150个人类的单词，它不但能够理解英语，还能用英语表达自己的愿望，譬如它会说："我想要某某东西"，或"我想去某某地方"。

我们觉得动物笨，也许只是因为不懂得它们的语言，无法和它们交流。很多动物比我们想象的更聪明。中山大学人类学系的博士生导师张鹏，在研究了十五年的猿猴和黑猩猩之后，发出感叹："它们其实很聪明，很有个性，它们之所以没有进化成人，是因为它们根本不想进化成人。"

不光动物有"语言"，植物也有它们的"语言"。

许多植物在受到虫咬伤害时，会释放出一种挥发性的茉莉酮酸，这是一种化学信号，可以让附近的植物启动防御系统。槐树会产生有毒的苦味物质。一旦槐树的树叶被羚羊或长颈鹿吃掉，这时，不仅被吃掉树叶的槐树会产生苦味物质，周围所有的槐树像是接到预报似的争先恐后释放出苦味物质。

植物生长的电信号也被认为是它们的语言。1980年，美国科学家金斯勒和他的同事，在一个干旱的峡谷里安装上遥感装置，用于监听植物生长时是否发出声音。结果，他们发现，当植物进行光合作用，将养分转换成生长原料时，就会发出一种电信号。

通过翻译机，人们听到了植物发出的声音。如果植物在黑暗中突然受到强光的照射，它能发出类似"哎呀"的惊讶的声音。当变天刮风，它们就会轻轻地呻吟，声音低沉而混乱，似乎正在忍受某种痛苦。有的热带植物还能唱出美妙的歌曲，就像希腊神话里唱腔诱人的海妖；有的却像是久病的老妇人，发出长长的喘息声。而原来一些叫声难听的植物，只要获得适宜的阳光，或者接受充足的水分后，声音就会变得优雅婉转。

如果能听懂植物的语言，对于农业生产大有益处，还可以保护森林、草原、湿地，我们种植在阳台上的花木，也能欣欣向荣。

不仅是动植物，自然界的风雨雷电、春夏秋冬，都拥有它们的语言。如果我们仔细聆听，就会发现一些平时发现不了的细节。我们的祖先，比我们更富有体察万物的心思。他们耐心地把一年分为四季，一季分为六个节气，每个节气又分为三候。譬如立秋，初候凉风至，二候白露降，三候寒蝉鸣，这寒蝉的叫声和夏日炎炎时的蝉鸣已是大相径庭。立秋时辰一到，宫廷中的太史官便高声奏道：

"秋来了。"奏毕，梧桐落下一两片叶子，仿佛作为回应。

看来，听懂万物的语言不是很困难的事，可是有多少人愿意拥有这种"超能力"呢？人类自认为是"万物之灵"，怎么愿意俯下身来，静静倾听万物的声音。

有一个笑话，厨师把鸡鸭鱼牛羊猪召集来，热情地说："今天我们充分发扬民主，你们说说喜欢怎样被吃掉？"众皆不语。厨师说："发扬民主就是畅所欲言，言者无罪，不要拘束，说吧。"于是，牛说："其实我们都不想被人吃掉。"厨师笑着说："你看你看，一开口就跑题了。"在有些人眼里，我们和自然界就是这样一种关系，自然界中的一切，都是被人类吃掉、用掉、消费掉的资源。对于他们而言，与万物交流毫无意义。

荷兰神学家卢云说过这样一段话："当我们想到海洋和山岭，森林与沙漠，植物与动物，太阳、月亮、星辰与所有银河系，都是神的创造，都热切等候得享神儿女的荣耀，我们只能惊叹于神的威荣，以及神无所不包的救赎计划。并不只有我们人类在痛苦中等待救恩，所有受造物与我们一同呻吟叹息，渴望臻至全然自由的境地。由此而言，我们不仅与世界上其他人同为手足，也与周围的一草一木同为手足。是的，我们要爱惜遍满麦穗的田地、白雪覆盖的山岭、波涛汹涌的大海、野生或家驯的动物、高耸的红木、小巧的白菊花。受造界的一切，与我们同属神的大家庭。"

对于无神论者来说，不妨把这里的神当作养育我们的大自然，大自然养育人类至今，一直默默承受着人们的种种索取，毫无保留地奉献自己的能量和宝藏。身为自然之子，我们当和自然有更好的交流，否则，当"第六次生物大灭绝"到来，自然伸出无情之手击打自己的逆子，人类将在劫难逃，到时又有谁来倾听人类最后的呓语？

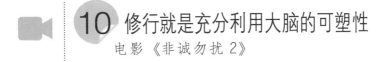

10 修行就是充分利用大脑的可塑性
电影《非诚勿扰 2》

　　冯小刚导演的《非诚勿扰 2》延续前一部《非诚勿扰》的故事情节进行：就在秦奋准备和笑笑白头到老之时，笑笑却认为自己对秦奋只有好感，没有爱情。参加好友李香山和芒果的离婚典礼后，秦奋与笑笑决定试婚。共同生活期间，秦奋的爱意在笑笑那边却变成无形的压力，两个人只能分道扬镳。就在两人似乎已经忘记对方的时候，李香山罹患重症，在他的人生告别会上，秦奋和笑笑再次相遇。李香山对笑笑说的一番话，令笑笑对婚姻有了新的领悟。

　　《非诚勿扰 2》带火了一句台词："活着就是一场修行。"冯氏幽默的背后，透着生活的沉重、艰辛、无奈，谁都避免不了经历酸甜苦辣、生离死别。这一刻，选择自己的态度很重要。把生活当作一场战争，或许太过严峻；把生活当作一场游戏，或许太过轻浮；把生活当作一场修行——或许刚刚好。

　　怎样修行？说到底，就是改变自己的思维方式，化腐朽为神奇。李香山是个有趣的榜样。别人结婚时大办酒席，离婚时黯然收场，他和芒果在离婚典礼上慎重告别，以朋友的方式互道珍重，各自寻找幸福的人生。别人临终时预备后事，选一块风水宝地安放骨灰，李香山去挑选墓地，看了没多久就放弃了："大通铺似的，活着扎人堆里，死了还是人挤人"。他让朋友把骨灰撒在花盆里，花盆里种着绿萝，绿萝摆在墙角边静静地陪着女儿。别人死后开追悼会，朋友们来时只能瞻仰遗容，李香山死前办了一场人生告别会，和至交好友一一道别，虽然有泪水，更多的是宽慰、祝福和感动。

李香山的幽默、独特、豁达，不是天生的，是后天慢慢培养起来的。这种培养既需要个人的努力，也需要环境的磨砺，归根结底需要大脑充分地发挥可塑性。什么是可塑性呢？简单地说，就是灵活、变通，当外部环境发生变化的时候，要适时发生变化，不要墨守成规、一成不变。

人是所有动物中最具有可塑性的动物。一只大雁不可能说："今年我不要去南方越冬，我要在北方建一个温暖的巢。"一条大马哈鱼也不可能说："我不想洄游到淡水中产卵，我希望在海里舒舒服服地多活两年。"然而人类可以每天都做出新的选择，告别以往的生活方式和思维模式，追求更好的生活。

人的大脑几乎每时每刻都在发生一些新的变化，建立一些新的突触连接，破坏一些旧的突触连接，形成一些新的神经回路，代替旧的。这种可塑性的形成在婴儿时期最为明显。一个很有意思的现象是，由于视网膜上的成像是倒立的，婴儿最初看见的像是倒置的，头下脚上，天下地上。可是，随着他慢慢长大，不断摸索，他眼中的世界"正立"起来。假如这时给他戴一副眼镜，让他眼中的世界又倒过来，他会有一段时间觉得世界是"倒"的，但是过一段时间之后，由于大脑皮质的功能调整，他眼中的世界再次"正立"起来。

可塑性最强的时期，被称为大脑发育的关键期。人的语言学习的关键期在 5 岁以内，错过这个时间，将很难掌握语言。印度、法国等地都出现过一些"狼孩"，由于错过了学习语言的关键期，他们虽然在人类社会中受到精心照料，却说不了几句话，无法与他人正常交流。

性格的培养也是在儿童的时候比较容易。中国有句古话说："三岁看小，七岁看老"，意思是七岁的时候一个人的性格已经初现端倪，很可能决定未来的命运。假如在儿童时期培养起乐观、坚毅的性格，是一辈子的财富。假如儿童时期培养的是自私、冷漠的性格，虽然可以经由后期的培养来纠正，却必须花费很大的气力。

动物的可塑性虽然没有人类强，但并不是没有，在动物幼年的时候，可塑性的效应是惊人的。诺贝尔奖得主、奥地利行为生物学家康纳德·劳伦兹曾经亲自孵化一只小雁鹅，小雁鹅从蛋壳里钻出来时看见的第一个生物就是劳伦兹，从此，小雁鹅就把劳伦兹当成了妈妈，寸步不离地跟着他，如果他走远了，小雁鹅就会绝望地"放声大哭"。这至少说明，动物之间的亲子之情并非完全出自本能，还要受到后天环境的很大影响。

英国神经生理学家布莱克莫尔在猫身上做的实验就不那么温情了。一只刚出生没多久的小猫的左眼被缝合，以致左眼看不见东西，出生后 3 ~ 4 个月再打开，左眼还是看不见东西，尽管左眼眼球从结构上来说是完好的。解剖之后发现，这只猫的初级视皮质几乎完全被右眼的信号通路占据，而左眼没有与初级视皮质建立起信号通路。

美国心理学家哈洛曾经养了一窝猕猴，这一窝猕猴刚出生就每一只住一个单独的房间，只提供食物，完全不和外界接触。这样过了几年，再把这窝猕猴放回猴群中去。当别的猴子向它们走来，这些猕猴要么僵立不动，要么逃之夭夭，完全无法融入集体中去。

可塑性在人和动物关键期的智力和性格发育中发挥至关重要的作用。错过关键期固然是可悲的，所幸对于绝大多数人来说，童年即便不是十分美好，还是得到了相当程度的照料、关爱、教育，顺利地长大成人，走向社会。当他们走向社会，发现社会有种种的不完美，自身也有种种的不完美，到底是改造自己来适应社会，还是改造社会来适应自己，这都要发挥大脑的可塑性。

人的大脑可塑性可以从童年持续到成年、老年，只要活着，就具备一定程度的可塑性。越是有智慧的人，可塑性往往越强，孔子的处世态度是"无可无不可"，老子的处世态度是"无为无不为"，到底是可还是不可，为还是不为，都要看当时的环境。

就比如说：到底是改造自己的个性适应社会，还是改造社会来适应自己的个性？很多时候，两者是同时进行的，既要为了适应社会学会一些人情世故，必要时委曲求全；也要勇敢地和社会（个人工作环境和生活环境）中的不利因素做斗争，必要时攻伐决断，或飘然远走，寻找更适合自己发展的天地。

每天随着太阳的升起，我们就拥有了崭新的一天。这一天会发生很多新鲜的事情，也可能只是昨天的延续。使用大脑的可塑性，我们就能做出改变，不苟求环境的顺畅，只追求自我的超越。否则，我们只能愤世嫉俗、故步自封。很多人不敢面对新的挑战，放弃了追求美好生活的努力，活活地把自己埋在了废墟里。当他们回首往事，会听到自己的心灵在说："上天赋予你智慧，赋予你追求美好生活的可能，可是你做了什么？你确实浪费了你的人生。"

到了那个时候，再活一次恐怕已经来不及。

其实，人生并没有成功和失败，只有活得尽兴或不尽兴。倘若明天和昨天是一样的，活一百年又有什么意义？

人生的尽头将无一例外地面对死亡。我想人们可能表现出两种态度，一种是此生无悔含笑瞑目，另一种是今生虚度惆怅叹息，总不能厚着脸皮和死神讨价还价："这辈子没有活好，还要在世修行。"只有活着有资格说这句话，临终再说，太没有诚意。

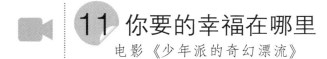

11 你要的幸福在哪里

电影《少年派的奇幻漂流》

2012 年末，我在西班牙的电影院看《少年派的奇幻漂流》，英文字幕，西语配音，看得颇为辛苦。有些时候，我闭目冥想，仿佛少年派一样漂流在无边的大海上，乡关万里、前路茫茫，陪伴在身边的是一只随时可能兽性大发的老虎，奇异风景和惊涛骇浪在无法掌控的旅程里不断地浮现……

我想：派为什么而活？家人淹死了，财产也没了，就算侥幸回到陆地，也将活得很辛苦。他求生的行为仅仅来自本能？如果是这样，派和老虎没有什么区别。派学会了捕鱼，所以不吃猩猩、斑马和鬣狗。如果派不会捕鱼，他也会弱肉强食地吃船上的动物。派打死大鱼的时候流泪了，他比老虎善良，但也就是多一些善念而已，肚子饿的时候这些善念被本能深深地压抑下去。这符合马斯洛说的第一层次的需要：生理上的需要。

我想：派为什么要收容老虎？老虎失足落海，派可以痛打落水虎，免得将来葬身虎口。派不杀死老虎，也许有心地善良的因素，也许毛色斑斓的老虎令他心生敬畏，还有更主要的原因——孤独是海上漂流最大的挑战，有一只老虎做伴，强过什么也没有。于是，少年派越过了第二层次安全的需要，直接进入了人类这种群居动物特有的第三层次：情感和归属的需要。顺便说一句，老虎可没有这种需要，当它回到熟悉的森林，就大摇大摆，头也不回地走了。泪流满面的派终于明白父亲当年说的："动物就是动物。"

我想：这场漂流对派的意义何在，他未来的生活变得更好还是更坏？影片的开头和末尾都有中年派的出场，他过得不错，结婚生子，生活安定。说到曾经的那场漂流，他神色平静，就像许多死里逃生的人一样。派把自己的故事送给了来拜访他的作家，连怎么写，结局如何都由作家决定。

普通人或许不解——为了第四层尊重的需要，派应该把自己描述得无比坚强勇敢；为了第五层自我实现的需要，派应该自己来写这个故事，争取成名成家卖版权。派没有这么做，经历生死的派变得平和淡静。从原先那个不停尝试各种信仰、为爱情痴迷的少年，变成了安于平凡生活的中年人。某些人把自我实现看作"成为最好的自己"，某些人把自我实现看作"成为真实的自己"，派选择了后者。

劫后余生的派是幸福的吗？

这是除了派无人能够回答的问题。我们可以评选出世界上最富有的人、最聪明的人、最美貌的人、最强壮的人……却无法为幸福排名。假如可以选择，我想，每个人都希望成为最幸福的人。

马斯洛用理性为人类条分缕析地解释幸福之谜，我们的大脑可管不了这么多，它眺望远方的美景如同少年派眺望陆地，那丰饶美妙的理想状态用通俗的词汇表达就是幸福。我们的躯体只需要温饱，而我们的大脑需要幸福。动物们只想要生存，而我们需要的比这更多，我们的大脑需要幸福。

怎样获得幸福呢？世界上存在有千万种答案，我努力从神经科学的角度寻找答案。

首先，大脑接受良性刺激才是幸福。幸福是一种主观感受，必然和外界刺激有关。假如外界什么也没发生，有人却整天"没事偷着乐"，估计要归入神经不正常的类型。给大脑什么样的刺激来产生幸福感呢？从美食、美酒、美景、音乐欣赏、体育锻炼到冥想、积极工作、建立良好的人际关系等，不一而足。必须把那些过度和成瘾的刺激排除在外，因为它们引起的幸福感是暂时的，很快就会被无法满足的痛苦取代。

我曾经写过一本科普书籍《百感交集——人类感觉之谜》，颇为细致地提到如何善用各种感觉。感觉把我们和世界联通，带来崭新的信息和美好的体验，堪称幸福感的主要来源。"感觉好"使我们身心舒畅，但是仅仅如此还不一定幸福，你如何解释有些人锦衣玉食却愁眉苦脸，有些人贫困潦倒却自得其乐呢？

那些看似艰辛却快乐的人，头脑中一定有条神秘的小径直通感受幸福的核团。也许是某种独特的嗜好，也许是开朗的思维方式，也许是圣贤才有的精神力量。总之，幸福不单来自良好的感觉，也来自良好的认知，从这两方面积极地培养，就会接收越来越多的幸福的信号。必须强调的是，每个人独一无二的大脑里通向幸福的道路是不一样的。如果你活在别人的期待里，用别人的感觉和认知来寻找自己的幸福，就可能生活在南辕北辙的矛盾之中。从这个意义上讲，幸福在于深入地自我探索，找到真正可靠的幸福的源头。

其次，大脑经过比较才懂得幸福。

本书前面章节提到"大脑中的相对论"，大脑对事物属性的认知通过比较得来。没有冷就没有热，没有苦就没有甜，没有不幸就没有幸福。娇生惯养的孩子不容易感觉到幸福。他们从小就生活在幸福之中，把幸福视作理所当然，遇见了不幸难免大惊小怪。假如他们和少年派一样经历了暴风骤雨、绝境逢生，对于幸福的敏感度必然大为增加，觉得平凡的日子里也充满了幸福。

一个人得经历怎样的不幸才懂得幸福？有些不幸造成的伤害也许成为终身的隐痛，我们祈祷离得越远越好。有些不幸是一种磨炼，穿越之后让心灵更加强大，我们就要努力去担当。假如无法选择，就把所有的不幸都当作后者吧——一旦当作是后者，它就真的是后者了。

如果我们能够培养起一种能力，把生命中发生的一切都看作通往天堂的必经之路，世界上就没有任何力量能够夺走我们的幸福。顺应自我的天性，追随自身的命运，这两者就像大海上的孤舟和海面上的洋流。

另一种有关幸福的比较是：和别人比。这属于和自己过不去的比法。实在要比，就和那些比你倒霉的人比吧，假如能够让你感觉到幸福。

再次，大脑形成稳定的正反馈，会越来越幸福。

感觉系统有一个特点，就是容易适应。再好吃的菜肴，吃多了就不那么美味了。再美丽的风景，看多了就不那么心旷神怡了。这可以归类于人体为了维持稳定而形成的负反馈，这样的例子在我们生活中比比皆是。我们如果单纯追求感官的愉悦，势必越来越难以感到幸福。

好在人脑的高级功能不受此限制，我们真正全神贯注地去思考、去学习、去体验、去爱，都不会因为脑细胞疲劳而越来越累，相反，它会激发起创造的灵感和同伴的回应，从而获得正面积极的反馈。这就是为什么，睿智的人会更睿智，善良的人会更善良，相爱的人会更相爱，幸福的人会更幸福。世间有形的一切，都处在"成住坏空"的轮回之中，唯有无形的精神，能向着善恶的两极自由地发展。

亚里士多德在两千多年前曾这样描述："幸福是生活的意义和目的之所在，是整个人类存在的全部目标与最终归宿。"两千多年来，无数人的实践告诉我们一条值得重视的经验：幸福往往与金钱、地位、成就无关，而关乎身心健康、社会公平、和谐愉悦的人际关系。

我们要幸福。我们可以更幸福——只要明白想要的幸福在哪里，只要把幸福在人海中传递，只要建设这条关于幸福的通路。

12 致3000年后的人类

《繁星若尘》相关电影

　　《繁星若尘》是美国著名科幻小说家艾萨克·阿西莫夫出版于 1951 年的长篇科幻小说《银河帝国三部曲》中的一部。它未被拍成电影，但是很多太空题材的影片中都带有它的痕迹。故事发生在遥远的未来，人类蜗居在银河系的一个小角落——太阳系，在围绕太阳旋转的第三颗行星（地球）上生活了十多万年之久，直到地球上诞生了第一个会思考的机器人。在机器人的帮助下，人类迅速掌握了改造外星球的技术，开启了恢弘的星际殖民运动。人类在银河系如蝗虫般繁衍扩张，带着他们永不磨灭的愚昧与智慧、贪婪与良知，登上了一个个荒凉的星球，将银河系卷入漫长的星际战国时代。

　　年轻的拜伦·法瑞尔王子，天雾星未来的牧主，在地球学习期间，险遭核辐射的伤害。他的父亲维迪莫斯牧主落入凶狠的太暴人手中。拜伦被迫踏入浩大宇宙的征途，寻找失落了的、足以毁灭太暴人的神秘文件。另一方面，强权统治下的各星际人民，受到反叛军的煽动，准备团结起来推翻太暴人。时间分秒必争，拜伦急需找到神秘文件，阻止反叛军挑起的星际战斗。

　　这个故事中，最令人着迷的不是故事情节，而是阿西莫夫凭借其丰富的想象力描绘的未来世界。那里的房屋、食物、武器、飞船、社会制度、自然风光，无不新奇诡异，又仿佛沿着科技发展的轨迹顺理成章地诞生。

阿西莫夫何许人也，这位长着山羊胡须的美籍俄国犹太人，从小聪明外露，智商达到160。他从15岁开始写科幻小说，一直写到72岁，出版过至少470种著作。其中小说类作品201种，包括科学幻想小说38种、探案小说2种、短篇科幻和短篇故事集33种、短篇奇幻故事集1种、短篇探案故事集9种，此外还主编科幻故事集118种。科幻小说中最有名的是基地系列、机器人系列、帝国系列这三大系列。阿西莫夫所著非小说类作品共269种，包括科学总论24种、数学7种、天文学68种、地球科学11种、化学和生物化学16种、物理学22种、生物学17种、科学随笔集40种、科幻随笔集2种、历史19种、有关《圣经》的7种、文学10种、幽默与讽刺9种、自传3卷、其他14种。如此高产的作家，在地球上堪称绝无仅有。

阿西莫夫笔下的未来人类，和今天有什么不一样呢？从外表上看似乎没有不同。男主角身材高大，肩膀宽阔；女主角外表秀美，体态婀娜。2500万个星球上的数兆亿银河居民还是分为男人和女人——没有提到中性人。然而根据生物学家推测，由于环境中类雌激素的大量使用，男性的性别特征逐渐丧失，按照动物界规律，当雄性的性别特征减弱的时候，雌性可能表现出部分的雄性特征，也就是说，会有越来越多的人接近中性。

阿西莫夫笔下的未来人类从思维上看和现代人类也没有什么不同。每个人都会从自身利益、所处的社会团体的利益、社会正义等角度出发去采取行动，无论他们掌握的科技有多么先进，逻辑思维多么严密，他们的动机完全在我们的理解范围之内。有趣的是，他们的社会制度似乎出现倒退，回到封建社会。"王子"、"郡主"、"侯爷"这样的称呼跃然纸上。

阿西莫夫毕竟不是达尔文，也不是马克思，作为一个理科男（阿西莫夫曾是波士顿大学医学院的生物化学副教授），他的想象力主要集中在科技领域，而非人类。人类学家曾经就未来人类做出过种种预言，比如：高度全球化的后果导致不同人种相互融合，种族特征将逐渐消失，文化上的差异也将逐渐减少，最终全世界的人类可能使用同一种语言。另一方面，假如出现核战争、全球性瘟疫、重大生态灾难，人类有可能出现重大分化，有些人可能因基因突变或"诺亚方舟的船票"而幸存，另外的人将面临毁灭。

不过，人类学家的预言也不涉及人性，假如人性发生了改变，人类就变成了另外一种生物。什么是人性？简单地说，就是人不同于其他动物的特性。动物只有情绪，人具有复杂的情感，人还具有理智感、道德感、美感等特有精神活动以及爱的能力。人类有文字记录的历史不过短短数千年。数千年来，人类社会和自然界都发生了翻天覆地的变化，但人性并未改变，伴随着人的情感和思维活动划出了一条条人生轨迹，无数轨迹交织在一起就是人类的历史。

人类的未来会更美好吗？这个问题历来有两种解答，一种是乌托邦式的未来，从古希腊著名哲学家柏拉图的

《理想国》，到中国晋代陶渊明的《桃花源记》，到英国人托马斯·莫尔的杰作《乌托邦》，都描绘出一种公平和谐的社会制度、单纯清朗的自然环境，人们生活在乐园之中，健康愉快，无忧无虑。

另一种答案恰恰相反，是反乌托邦式的未来，英国阿道司·赫胥黎的《美丽新世界》、英国乔治·奥威尔的《一九八四》、苏联扎米亚京的《我们》描述了可怕的灾难。以《美丽新世界》为例，书中引用了广博的生物学、心理学知识，为我们描绘了虚构的福特纪元632年（即公元2532年）的社会。这是一个人从出生到死亡都受着控制的社会。由于社会与生物技术的发展，人类沦为垄断基因公司和政治人物手中的玩偶。这种统治甚至从基因和胎儿阶段就开始了。在这个"美丽新世界"里，人们失去了个人情感，失去了爱情——性代替了爱，失去了痛苦、激情和经历危险的感觉。最可怕的是，人们失去了思考的权利，失去了创造力。

反乌托邦式的影片近年来屡见不鲜。《生化危机》《饥饿游戏》《未来水世界》《雪国列车》《机械公敌》《撕裂的末日》《暴力街区》《人猿星球》《大逃杀》《终结者》……未来题材的电影十有八九是反乌托邦式的。自工业革命以来，生产力的发展、科学技术的进步使人们异化为商品和机器的奴隶；理性增长并没有消除惨绝人寰的大屠杀和人与人之间的疏离；进步的幻想在世界性战争和集权专制的面前归于破碎；生态环境的脆弱、自然灾害的频发一次又一次敲响了末日的警钟。人类遭遇了前所未有的挫折，这一极端的反差促使人们思考，未来真的会更好吗？

未来真的会更好吗？如果我们单纯从 GDP 的指数、从科研成果的项数来统计，答案当然是肯定的。如果我们从人群的幸福指数、空气的质量指数来统计，情况就不妙了。幸运的是，众多反乌托邦式的小说和电影里，无论场景多么混乱、黑暗、压抑，人类唯一没有失去的是对未来的希望。总有一个人、一样东西能够拯救这个被熵的力量吞噬的世界，就像《繁星若尘》中拜伦最终找到了最厉害的武器—— 一部和平宪法，听起来有点可笑，却是这个故事的最佳结局。假如时光飞逝 3000 年，我们遇见那个时代的人类，他们或许早已遗忘了我们，也遗忘了 3000年前的电影，古老的历史浓缩为短短的一页。但愿他们还有历史、还有童话、还有未来，当夜幕降临，头上还有星空。我无法做出乐观或悲观的预言，只能在属于我的时代里安详、简洁地生活，那么未来就会多一些希望吧？

图书在版编目（CIP）数据

打开黑箱 ——通过 36 部经典电影解密脑科学 / 王欣著.
— 长沙 ：湖南科学技术出版社，2017.5
ISBN 978-7-5357-9200-6

Ⅰ . ①打… Ⅱ . ①王… Ⅲ . ①脑科学－普及读物Ⅳ.
①R338.2-49

中国版本图书馆 CIP 数据核字(2017)第 025139 号

DAKAI HEIXIANG TONGGUO 36 BU JINGDIAN DIANYING JIEMI NAOKEXUE

打开黑箱 ——通过 36 部经典电影解密脑科学

著　　者：王　欣
责任编辑：王　燕
出版发行：湖南科学技术出版社
社　　址：长沙市湘雅路 276 号
　　　　　http://www.hnstp.com
湖南科学技术出版社天猫旗舰店网址：
　　　　　http://hnkjcbs.tmall.com
邮购联系：本社直销科 0731-84375808
印　　刷：长沙鸿和印务有限公司
　　　　　（印装质量问题请直接与本厂联系）
厂　　址：长沙市望城区金山桥街道
邮　　编：410200
版　　次：2017 年 5 月第 1 版第 1 次
开　　本：880mm×1230mm　1/32
印　　张：6.5
书　　号：978-7-5357-9200-6
定　　价：36.00 元